W0049154

Joachim Vieregge

Einfach
gute
Gedanken

Heilung unseres
feinstofflichen Körpers

SILBERSCHNUR VERLAG

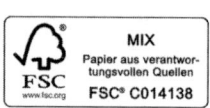

Alle Rechte vorbehalten.
Außer zum Zwecke kurzer Zitate für Buchrezensionen darf kein Teil dieses Buches ohne schriftliche Genehmigung durch den Verlag nachproduziert, als Daten gespeichert oder in irgendeiner Form oder durch irgendein anderes Medium verwendet bzw. in einer anderen Form der Bindung oder mit einem anderen Titelblatt als dem der Erstveröffentlichung in Umlauf gebracht werden. Auch Wiederverkäufern darf es nicht zu anderen Bedingungen als diesen weitergegeben werden.

Copyright © 2015 Verlag »Die Silberschnur« GmbH

ISBN: 978-3-89845-471-1

1. Auflage 2015

Gestaltung & Satz: XPresentation, Güllesheim
Umschlaggestaltung: XPresentation, Güllesheim; unter Verwendung eines Motivs von
© Subbotina Anna, www.shutterstock.com
Druck: Finidr, s.r.o. Cesky Tesin

Verlag »Die Silberschnur« GmbH · Steinstr. 1 · 56593 Güllesheim
www.silberschnur.de · E-Mail: info@silberschnur.de

Glückseligkeit ist unsere wahre Natur,
nicht Kummer.

Amma

Ihr seid allzumal Kinder des
Lichtes und Kinder des Tages;
wir sind nicht von der Nacht
noch von der Finsternis.

1. Thessalonicher 5,5

Wär' nicht das Auge sonnenhaft,
die Sonne könnt' es nie erblicken;
läg' nicht in uns des Gottes eigne Kraft,
wie könnt' uns Göttliches entzücken?

Goethe

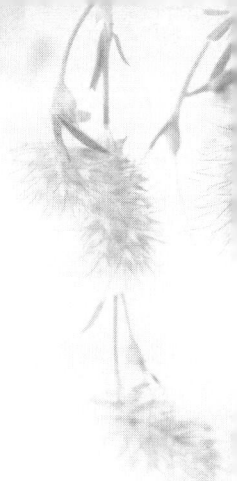

Inhalt

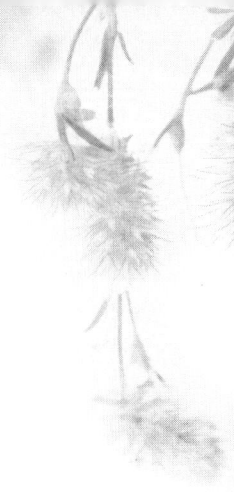

Vorwort:
Ein neues Paradigma für
die Psychotherapie

Für die alten Kulturen der Welt standen Einheitserfahrungen im Mittelpunkt ihres Lebens, was in der heutigen westlichen Gesellschaft fast vergessen ist. Diese Kulturen lebten in Harmonie mit der Erde und der natürlichen Umwelt. Viele ihrer symbolischen Rituale waren Ausdruck ihrer Sehnsucht nach einem Dasein im Einklang mit den Kräften der Umgebung, in der sie lebten. Sie hatten eine tiefe Verehrung für alles Leben.

Wir würden sie heute als Menschen bezeichnen, die rechtshemisphärisch (die rechte Gehirnhälfte betreffend) orientiert waren. Große Beachtung schenkten sie feinstofflichen Energien, die sie in Träumen, inneren schamanistischen Reisen und im Kontakt mit ihrer Umwelt erfuhren. Ihren Erfahrungen gaben sie symbolisch Ausdruck durch Mythen, Tanz, Kunst, das Erzählen von Geschichten und durch die Heilarbeit.

Im Gegensatz dazu sind die westlichen Gesellschaften extrem linkshemisphärisch dominiert, sie sind analytisch sowie sehr präzise, was Sprache und Kommunikation angeht. Diese Gesellschaften haben eine eher materialistische Weltsicht entwickelt, die sich auf das Erlangen von Macht, Kontrolle und materialistische Besitztümer konzentriert. Seelisches Glück wird oft mit der Menge an Waren und eigenem Besitz in Verbindung gebracht und mit einem Selbstwert verknüpft, der vom Image und der gesellschaftlichen Position abhängt.

Die westliche Gesellschaft hat fast völlig die Mystik und inneren Wertsysteme beseitigt, die auf inneren subjektiven Erfahrungen mit feinstofflichen Realitäten im Alltagsleben beruhen. Man hat damit begonnen, Wissenschaft als eine Art neuer Religion zu betreiben, in der Technologien als Insignien wissenschaftlicher Priesterschaft gelten.

Newtons mechanistische Perspektive hat in den vergangenen 200 Jahren die medizinisch-psychologische Welt so beeinflusst, dass sie ein Menschenbild hervorgebracht hat, durch das eine Entwertung sowohl der natürlichen Funktionen der rechten Hemisphäre des Gehirns als auch der subtilen Energiesysteme entstanden ist. Neue Entdeckungen in der Medizin, die Entwicklung neuer Technologien und die Integration der Quantenphysik in die Biologie haben ein gänzlich anderes Bild vom Menschen erzeugt, wonach der Mensch mehr ist als die Summe seiner physischen Bestandteile. Wir beginnen zu verstehen, dass der physische, zelluläre Körper bis hinab auf die molekulare Ebene von verschiedenen spirituellen Systemen und Systemen der Lebensenergie strukturiert und unsichtbar gesteuert wird. Das hat unter anderem zu der Erkenntnis geführt, dass die atomare Struktur des Körpers und des Nervensystems auf der Quantenebene tatsächlich aus Teilchen gefrorenen Lichts besteht!

Die Idee, dass alle Materie wirklich nur eine Form von Energie ist, bildet die Essenz der quantenphysikalischen Weltsicht Einsteins. Wir wissen heute, dass auch die Zellen von einer Anzahl strukturierter Energiesysteme gesteuert und versorgt werden. Diese Systeme, wie zum Beispiel das Akupunktur-Meridian-System, das

Chakrensystem, der Ätherkörper sowie der astrale und mentale Körper, bilden ein komplexes energetisches Netzwerk, das den Körper und das Gehirn auf höchst spezialisierte Weise mit Lebensenergie versorgt.

Es gibt eine wachsende Anzahl aufgeklärter Heilpraktiker und Pioniere unter den Ärzten und Wissenschaftlern, die begonnen haben, mit alternativen therapeutischen Methoden zu arbeiten, wie mit der homöopathischen Akupunktur oder mit Blütenessenzen. Im Sinne dieses fortschrittlichen Bewusstseins hat mein kollegialer Freund Joachim Vieregge dieses Buch geschrieben. Joachim wendet die Kenntnisse über feinstoffliche Energiesysteme für eine neue Art der Psychotherapie an. Diese fortschrittliche Arbeit ist über die Jahre aus vielen Erfahrungen und Studien hervorgegangen. Dazu gehört auch eine gemeinsame Reise mit mir durch den Etherikos-Prozess der Heilung mit feinstofflicher Energie und eine intensive Auseinandersetzung mit der Arbeit von Dr. Stylianos Atteshlis (Daskalos) über das Wesen der Elementale – jener subtilen Körper-/Gefühls-/Gedankenkomplexe, die den Aufbau unseres Körpers, unserer Gefühle und unseres Geistes in destruktiver oder positiver Weise verändern.

Ich möchte diese wunderbare, gut geschriebene und gedankenvolle Arbeit über eine in unsere Zeit passende Psychotherapie sehr empfehlen.

Dr. Nicholas C. Demetry, M.D.
Psychiatrie und holistische Medizin
Atlanta, Georgia/USA
Januar 2014

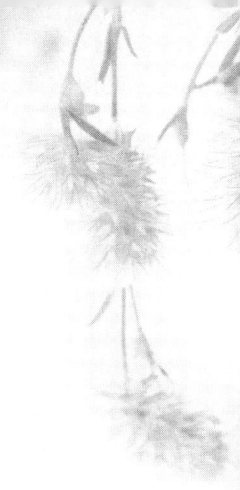

Einleitung

Nach 20 Jahren der Psychotherapie und Studien über den feinstofflichen Körper ist dieses Buch entstanden. Auch die Begegnungen mit spirituellen Meistern haben mich ermutigt, die wesentlichsten Einblicke in die Welten des subtilen Körpers weiterzugeben. Besonderen Dank möchte ich Dr. Nicholas Demetry sagen, bei dem ich jahrelang die Grundlagen für dieses Buch studierte und der mich ermutigte, es zu schreiben. Durch Nicholas ist uns das wertvolle Wissen des Heilers und Meisters Stylianos Atteshlis, Daskalos genannt, übermittelt worden und für den Alltag praktisch anwendbar geworden. Mögen alle Leser durch dieses Buch dazu inspiriert werden, Licht in ihre feinstofflichen Welten zu bringen, die jeden von uns umgeben. Mögen sie all das Dunkle und Bedrückende durch die spirituelle Arbeit und mit Hilfe der himmlischen Wesenheiten transformieren, so dass das wahre Selbst in jedem von uns strahlt und wir unser Licht leuchten lassen können.

Der Lichtkörper oder feinstoffliche Körper steht unter dem Schutz von Engeln, Heiligen und den wahren spirituellen Meistern dieser Erde, die ständig in Liebe bemüht sind, uns den Weg durch das Dickicht von Illusionen, Selbsttäuschungen oder egozentrischen Vorstellungen zu zeigen. Alles Leid lässt sich dabei auf negative Gedankenformen zurückführen, die wir erschaffen und mit denen wir uns – oft unbewusst – identifizieren. Sie haben eine sehr lange Geschichte. Daskalos nannte sie (negative) "Elementale". Doch wenn wir uns für das Liebeslicht der himmlischen Wesen öffnen, werden sie uns bei der friedlichen Transformation der negativen in positive (Engels-)Elementale helfen. Im Hauptteil dieses Buchs wird dieser Prozess beschrieben. Der Leser kann den Transformationsprozess selbst nachvollziehen, wenn seine Einstellung dazu positiv und er seelisch stabil ist. Unter der Führung eines spirituellen Therapeuten, der diesen Transformationsprozess selbst mehrmals durchlaufen hat, kann sich der Klient vertrauensvoll auf das Verfahren einlassen.

In unseren Tagen wandelt sich das Weltbild von einer dualistisch-materialistischen Weltsicht in eine einheitsbezogene, bei der die Erkenntnisse der Quantenphysik und der inneren Wissenschaften, die durch Meditation gewonnen wurden, als Einheit betrachtet werden. Diese Phänomene gelten nicht mehr als etwas fest Umrissenes, Unabhängiges, sondern als ein sich ständig in Veränderung befindliches Netzwerk wechselseitiger Abhängigkeiten, das den Betrachter mit einbezieht. Deshalb ist die Beschreibung der Vorgänge im feinstofflichen Körper stets vor dem Hintergrund der eigenen Erfahrung zu sehen und kann keine allgemeingültige Wahrheit darstellen. Es führen viele Pfade zur Gotteserkenntnis. Die Etablierung nur eines Pfades, der als absolut anerkannt und anderen aufgezwungen werden soll, hat den Menschen kein Glück gebracht und wird ihnen künftig auch kein Glück bringen. Auf Gottes wunderschöner Erde dürfen alle Religionen Platz haben, solange sie sich nicht auf Kosten anderer anmaßen, DIE einzige Wahrheit Gottes zu vertreten. Denn die einzige Wahrheit Gottes ist die Liebe, die nichts und niemanden ausschließt, nicht Menschen, nicht Tiere, nicht Pflanzen. Liebe verbindet uns mit allem und allen – und nicht das Ego. Alle Menschen wollen in Frieden liebevoll miteinander leben und nicht leiden. Das ist wahrlich das Einzige, was auf uns alle zutrifft.

Das Interesse an Meditationsdisziplinen und an psychospirituellen Heilweisen ist in den letzten Jahren besonders bei der Jugend gewachsen. Psychotherapien wie die klassischen Körperpsychotherapien, die von der Einheit von Körper, Seele (Gefühle) und Geist (Denkbilder) ausgehen und holistisch behandeln, haben den Boden für das Interesse an den transzendentalen Aspekten der menschlichen Existenz bereitet. Der Körper hört eben nicht an der Hautgrenze auf, sondern er ist ohne Grenze und steht über ein riesiges Informationsfeld mit allen anderen Menschen, mit den Seelen der Ahnen, mit Tieren, mit Pflanzen, mit dem Kosmos und natürlich auch mit den geistigen Wesenheiten in Verbindung. Außerdem sind die Schwingungen dieses Feldes nicht an einen Ort gebunden und umfassen Vergangenheit, Gegenwart und Zukunft zugleich.

Dieses Feld umfasst auch die Gedankenformen unserer Ahnen. Individuelle Gedankenformen haben auch eine kollektive Ebene. Wenn in einer Gesellschaft über längere Zeit bestimmte Kernüberzeugungen vorherrschen, dann werden sie zwar individuell erfahren, spiegeln aber den Glauben, die Ideologien oder Normen der Gesellschaft wider. Von daher bringt die Transformation negativer Elementale in positive für den Einzelnen auch einen Einstellungs- und Bewusstseinswandel mit sich, der sich auf sein Lebensumfeld auswirken wird. Allgemein gesagt, wird eine Reinigung des subtilen Körpers von negativen, einseitigen und begrenzenden Gedankenformen zu mehr Achtung, Respekt und Verbundenheit gegenüber der Erde und dem Kosmos führen. Indem man sich als Teil von ihnen erfährt, wächst auch wieder die Liebe zur Schöpfung.

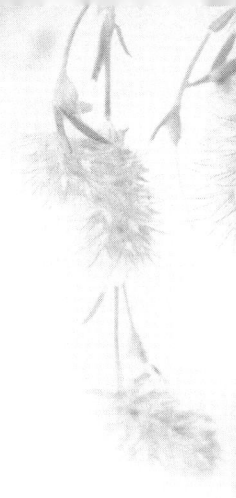

I.
Seltsame Phänomene
im leeren Raum

Dass der sogenannte leere Raum angefüllt ist mit sonderbaren nichtmateriellen Phänomenen, die teils erschrecken, teils beglücken und beseligen, darüber gibt es viele Zeugnisse in allen Kulturen (in der Bibel, den Upanishaden, der Bhagavadgita). Man kann dabei zwei Arten von Phänomenen unterscheiden. Die negativen, dunklen, unangenehmen und schädlichen sind Projektionen unseres Denkens, die uns meist nicht bewusst sind. Sie können uns als Gedankenformen auch von anderen geschickt werden, wenn wir dafür empfänglich sind. Die beglückenden und heilsamen sind reine Lichtgestalten des Geistes, die zu uns aus Bereichen kommen, die unser Verstand nicht erreicht. Sie werden oft als Engel gesehen. Es können aber auch hochenergetische farbige oder symbolische Lichtformen sein. Beide, Engel wie symbolische Formen, werden sofort als heilsam und beglückend, als intuitiv übermitteltes weises Wissen erlebt, das von einer geheimnisvollen höheren Kraft oder Intelligenz geschickt wird.

Kinder haben noch am ehesten offene Sinne für solche Wesenheiten. Mehrmals habe ich erlebt, wie Kinder, mit denen ich meditierte, Engel neben sich stehen sahen, die einen Flügel um sie legten, um sie vor Unglück zu schützen. Sie erkannten ihre weißgoldene Lichtform und fühlten die selbstlose Liebe und Stärke, die sie ausstrahlten. Kinder sprechen gerne hiervon, wenn sie sich in einer wertschätzenden Atmosphäre aufhalten. Inzwischen gibt es viele Bücher, in denen Berichte über Engelserfahrungen von Kindern stehen.[1]

Vor vielen Jahren saß ich zum Meditieren in einem stillen Wald nahe dem Meer. Wie seit Jahren üblich, machte ich die buddhistische Shamatha-Meditation mit halboffenen Augen. Völlig überraschend – ich weiß nicht mehr, wie lange ich schon meditiert hatte – erschienen vor meinem Körper zwei kreisrunde Scheiben aus farbigem Licht, die sich rasch im Uhrzeigersinn (von vorn gesehen) drehten wie Räder mit Speichen. Sie maßen etwa 30 Zentimeter im Durchmesser. Das eine Rad auf der Höhe des Herzens strahlte in goldenem, smaragdgrünem, weißem und rosafarbenem Licht, dessen Farben wegen der raschen Drehung ineinander übergingen. Das andere Rad war vor meiner Stirn; es war genauso groß, aber sein Licht hatte eine zart violette, gelblich-weiße Tönung und es drehte sich rascher als das Herzrad. Als ich diese Erscheinungen wahrnahm, war ich auf eine ruhige Art und Weise angenehm überrascht und unaufgeregt friedlich, so als wäre es die normalste Sache der Welt. Ich dachte nur kurz bei mir: "Aha, es gibt sie also doch!" Aber da waren sie auch schon nicht mehr zu sehen. Ich hatte vor langer Zeit die Bücher von Leadbeater gelesen und mich auch sonst immer schon für außersinnliche Wahrnehmungen interessiert. Deshalb wusste ich, dass ich das Herzchakra und das Stirnchakra gesehen hatte. Diese Erfahrung hinterließ eine Zuversicht in mir, transmateriellen Phänomenen in Zukunft zu vertrauen, ohne großes Aufhebens darum zu machen.

Wenn man die Augen schließt und sich auf die Geräusche im Raum konzentriert, nimmt man alles schärfer und klarer wahr; dasselbe geschieht, wenn man sich auf die Empfindungen auf der

Haut konzentriert. Das sind nur zwei Beispiele, die zeigen, dass unsere Wahrnehmungen von der Konzentration der Sinne auf ein Objekt abhängen. Schwieriger ist das mit den Augen. Nur durch die im Gedächtnis abgespeicherten Erinnerungen an vorbeifahrende Autos, die wir mit offenen Augen gesehen haben, kann man beispielsweise mit geschlossenen Augen ein bestimmtes an- und abschwellendes Geräusch als ein Auto erkennen, freilich nicht in allen Details, zum Beispiel nicht die Farbe des Lacks. Noch schwieriger wird es mit dem Sehen der inneren Organe. Wir spüren das klopfende Herz, aber wir werden es nie sehen können. Allenfalls können wir uns mit geschlossenen Augen an Videos erinnern, die Mediziner während einer Herzoperation aufgenommen haben.

In allen diesen Beispielen geht es um das Sehen materieller Objekte, was manchmal schon schwer genug ist.

Wie ist es nun aber, wenn wir etwas Gegenstandsloses, aber ebenso Reales mit geschlossenen Augen wahrnehmen wollen? Für "geschlossenes Auge" sagen wir auch "geistiges Auge", um anzudeuten, dass diese Art des Sehens mehr mit geistiger, also mit bewusster Konzentration zu tun hat, während das normale Sehen mit offenen Augen wohl eher ein rasches Registrieren dessen ist, was materiell sichtbar ist.

Nehmen wir einmal an, wir wollten Raum mit dem geistigen Auge wahrnehmen, nicht einen Raum, der eingegrenzt wird durch vier Wände, sondern den uns umgebenden Raum an sich. Was würde man dann sehen? Natürlich sieht – besser ist hier das Wort "wahrnehmen" – man dann kein bestimmtes inneres Bild. Was man dann wahrnimmt, vorausgesetzt man ist wirklich konzentriert, ist etwas Seltsames: Man nimmt einen eigenartigen Zustand des Friedens bei gleichzeitiger innerer Entspannung wahr. Offenbar ist im Raum "etwas", was uns guttut. Ich würde das "Friedensraum" nennen. Wenn man sich länger auf die Wahrnehmung dieses Innen-/Außen-Raumes einlässt und mit den Gedanken nicht zu oft abschweift, dann spürt man eine Erweiterung des Bewusstseins, da ja Raum etwas Unbegrenztes ist im Gegensatz zur festen

Materie, und dies beruhigt insgesamt den Organismus und tut wohl. Das ist es, was die Meditationserforscher herausgefunden haben: Meditation auf den Raum löst Stress und fördert das Wohlgefühl.[2] Vielen macht diese Praxis zu Beginn Schwierigkeiten, da es ängstigt, das geistige Auge an nichts Festem orientieren zu können; deshalb wird dazu geraten, die Konzentration zunächst auf das Ein- und Ausatmen zu richten, während man den Geist (das Bewusstsein, nicht das Denken!) in den Raum schweifen lässt. Während dieser Praxis auf den leeren Raum können seltsame Dinge passieren, so dass die spirituellen Traditionen dazu raten, einen Lehrer oder erfahrenen Meditationsmeister als Begleiter zu haben, damit man mit den positiven wie negativen oder gar schockierenden Erfahrungen sinnvoll umgehen kann.

Zunächst wird man erfahren, dass der Raum mit einer feinen schwebenden Substanz angefüllt ist, die man in den esoterischen Traditionen auch "Äther" nennt. Der Äther bewegt sich, wird mal als dichter und mal als feiner erfahren – und dann kann man mit dem geistigen Auge manchmal erleben, dass er in verschiedenen Farben leuchtet, die strahlender sind als alles, was man bisher an Farben mit dem offenen Augen gesehen hat. Das Zweite, was das geistige Auge sehen kann, sind verschiedene lebendige und sich bewegende Formen, die Gedanken ausstrahlen. Sie können unangenehm und erschreckend oder beglückend sein. Ich will hier eine eigene Erfahrung schildern.

Für gewöhnlich meditiere ich am Morgen etwa eine Stunde lang in der Tradition der tibetisch-buddhistischen Shamatha-Praxis, die von Chögyam Trungpa Rinpoche begründet wurde. Doch manchmal richte ich in schwierigen Lebenssituationen nach der Meditation die Bitte an meinen Führungsengel, mir weiterzuhelfen. Ist jedoch mein Glaube an die Existenz von Engeln und Erzengeln nicht stabil, bitte ich meinen Führungsengel um ein Zeichen, dass er existiert und mich erhört hat. Völlig überraschend geschah es so eines Tages während der Sitzmeditation, dass sich links von mir neben meinem Sitzkissen ein großes weibliches Wesen niederließ, das ein langes türkisfarbenes und kostbares, von Goldfäden durchwirktes Brokatkleid trug und sich Olga nannte. Dieses göttliche Wesen zeigte sich aber nur bis zu den Schultern; den Hals und das Gesicht sah ich nicht. Freude und Glücksgefühle durchströmten mich, aber nicht übertrieben oder euphorisch, sondern auf eine ruhige, gefasste und friedliche Art.

Wie sehr diese Begegnung mein intuitives und spirituelles Denken öffnete, zeigte sich drei Tage später. Da erinnerte ich mich plötzlich, dass ich vor Jahren einen telepathisch begabten Heiler aufgesucht hatte, als ich in einer ähnlich schwierigen Lebenssituation gewesen war. Ich schlug in einem meiner Tagebücher nach, in dem ich den Ablauf des damaligen Besuchs beschrieben hatte. Mir stockte der Atem, als ich da las, dass der Heiler in der medialen Sitzung sagte, er sehe einen Engel um mich, der Olga heiße und der für mein Wohlergehen sorgen würde. Offenbar knüpfen Engel Fäden rückwärts und vorwärts, die die eigene Lebensgeschichte zusammenhält und bewusstmacht.

Über das Eingreifen von Engeln, um jemanden vor Schlimmem zu bewahren, gibt es viele Berichte. Ich berichte hier von einem "spirituellen Zwischenfall". Auf der Fahrt mit dem ICE von München nach Freiburg im Breisgau musste ich in Mannheim umsteigen. Ich war nach Freiburg eingeladen, um ein Seminar für Familienaufstellungen zu leiten, und dort erwarteten mich etwa 16 Teilnehmer. In Mannheim wartete mein ICE nach Freiburg auf dem Gleis am selben Bahnsteig, auf dem mein Zug aus München angekommen war. Als ich den Zug nach Freiburg bestiegen hatte und auf der Suche nach einem leeren Abteil den Gang entlanglief, berührte mich jemand ganz leicht an der Schulter und ich kehrte intuitiv um und stieg aus. Kaum stand ich auf dem Bahnsteig, forderte der Lautsprecher uns auf einzusteigen, denn der Zug nach Köln würde sogleich abfahren. Da erst bemerkte ich, dass ich in den falschen Zug eingestiegen war und nach Köln statt nach Freiburg gefahren wäre. Mir war augenblicklich klar, dass mich ein Engel an der

Schulter berührt und mich zum Aussteigen veranlasst hatte; denn weder war eine Person hinter mir im Gang gewesen noch hatte mich eine Person angesprochen. Der Engel hatte mich davor bewahrt, die Seminarteilnehmer zu enttäuschen und zu verärgern. Meine Erleichterung kann man sich vorstellen.

Eine zunächst schockierende, dann aber beseligende Erfahrung gibt das nächste Beispiel wieder. In einer körperpsychotherapeutischen Gruppensitzung, die ich leitete, erklärte eine Teilnehmerin, dass sie vor allem darunter leide, dass sie unter Druck stehe, für ihre berufliche Anerkennung ständig kämpfen zu müssen. Ihre Arbeit käme nie von Herzen, sondern sei immer mit Wut und Ärger gekoppelt, die sie aber meistens unterdrücke. Sie leide durch diesen Stress auch an chronischen Magenschmerzen. In der Gruppe konnte sie ihren Zorn mit lauter Stimme und indem sie mit Fäusten auf ein Kissen einschlug so weit ausdrücken, dass die Verspannungen im Solar-Plexus-Bereich und am Zwerchfell nachließen. Nach einer darauffolgenden Ruhe- und Integrationsphase, während der alle Teilnehmer mit geschlossenen Augen im Kreis auf dem Rücken lagen, berichtete sie, dass ihr etwas Unglaubliches widerfahren sei; aber sie habe Scheu, das vor der Gruppe zu erzählen. Dazu aber ermutigte ich sie. Sie berichtete, sie habe während der Entspannungsphase ein starkes, strahlend weißes Licht über sich gesehen, und in dem Licht sei von oben eine weiße Lichttaube herabgeschwebt und sei durch ihr Solar-Plexus-Chakra in ihren Körper eingedrungen. Sie fühle sich seitdem von einem tiefen inneren Frieden erfüllt. Jetzt wisse sie auch, dass sie sich zeitlebens nach diesem friedvollen Zustand gesehnt habe, als wäre das ihr eigentliches Wesen. In der ganzen Gruppe war dieser Frieden zu spüren, als die Teilnehmerin das erzählte. Ich erinnerte sie daran, dass die weiße Taube ein bekanntes spirituelles Symbol für den göttlichen Frieden ist.

Zum Schluss ein weiteres Fallbeispiel, das noch deutlicher diesen Wandel von einer negativen Gedankenform zu einem positiven und heilenden Phänomen im feinstofflichen Körper zeigt.

Eine Klientin litt darunter, dass sie nie ausdrücken konnte, was sie fühlte, wenn es um ehrlichen Austausch mit anderen ging. Entweder schwieg sie aus Scham und Angst, lächerlich gemacht zu werden, oder sie sagte Dinge, die sie so gar nicht meinte. Auch ihre Kreativität – sie ist Tanztherapeutin – litt darunter. Diese Blockierung spürte sie vor allem in der Kehle. In ihrer Kindheit war ihr vor allem vom Vater stets zu verstehen gegeben worden, sie habe nichts zu sagen und solle still sein, wenn Erwachsene sich unterhielten. In der psychospirituellen Therapiesitzung sah sie über ihrer Kehle in der Aura ein haariges, böses Wolfsgesicht, das sie sehr ängstigte. Das böse Gesicht bedeutete ihr mit Schärfe: "Schweig! Du hast nichts zu sagen!" Die Klientin wusste sofort, dass das Wolfsgesicht und dieser bedrohliche Gedanke ein und dasselbe waren und dass sie davon jahrelang eingeschüchtert worden war, so dass sie nie ihre innere Wahrheit, vor allem ihre Gefühle, vertreten konnte. Sie war nun bereit, diese negative Form aus ihrem feinstofflichen Körper heraus nach oben ins Licht gehen zu lassen. Durch feine Energiearbeit über ihrem Kehlchakra, bei der man diese Gedankenform ins Licht gehen lässt, entstand ein energetischer Leerraum in der Aura. Wenn der Klient jetzt rezeptiv bleibt und bereit ist, das aus den lichten Räumen zu empfangen, was sich offenbaren will, und mental nicht interveniert, dann erlebt er meistens etwas völlig Überraschendes und Beglückendes, und mit ihm erlebt der Therapeut das. In unserem Fall sah die Klientin in einem weiten lichten Raum eine große Frau aus goldblauem Licht, aus deren Schoß unablässig wunderschöne kleine Lichtkinder hervorkamen. – Einen schöneren Ausdruck von Kreativität hätte sie sich nicht wünschen können. Beim Abschied sagte sie noch: "Diese Kreativität lebt auch dann in mir, wenn ich nicht daran denke."

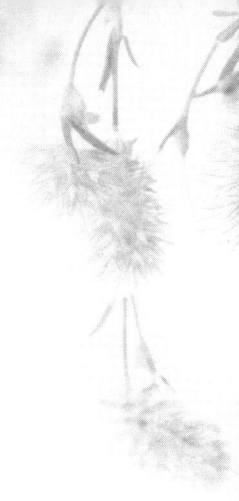

II.

Was ist der feinstoffliche Körper?

Zeugnisse von abendländischen Sehern

Der Versuch, Menschen dabei zu helfen, ihr Denken von inneren negativen Bildern und Ideen, die krank und schwach machen, zu heilen, reicht viel weiter zurück in die Vergangenheit als die Medizin. Ehe die materialistisch orientierte und naturwissenschaftlich begründete Medizin ihren weltweiten Siegeszug antrat, war die Therapie von Krankheiten die Arbeit von spirituellen Lehrern oder Priestern und Schamanen, die ein höheres und erweitertes Bewusstsein von der Realität hatten als die normalen Menschen. Sie konnten in Kontakt mit geistigen heilenden Wesenheiten, wie zum Beispiel Naturgeistern, Gottheiten, Heiligen und Engelwesen, treten, indem sie mit ihrem Geist den materiellen Körper verließen (Exosomatose), ohne ganz getrennt von ihm zu sein. Dabei betraten sie die lichten immateriellen Welten feinstofflicher Energien, die man in der Antike auch "etherikos", Äther, nannte. Von diesen Seinsebenen aus empfingen sie die Botschaften der Liebe der spirituellen Wesenheiten und konnten sie um Rat und Hilfe für die Heilung von Mitgliedern ihres Volkes oder von ganzen Volksgruppen bitten. Der Dialog spielte sich allerdings nicht rational und unter Verwendung des normalen Denkens ab, sondern über intuitives Wahrnehmen, das die Dreidimensionalität überschritt, Vergangenheit, Gegenwart und Zukunft zugleich wahrnahm und sich zu entfernt liegenden Orten schneller als Licht bewegen konnte. Von den Sphären der feinstofflichen Körper aus konnten sie auch in den Auren ihrer Mitmenschen krankmachende Gedanken sehen, noch ehe sie den Menschen organisch schädigten, so dass sie frühzeitig mit der Heilarbeit begannen, wenn der Patient es wollte. Weil sie über den Äther mit allen Wesen verbunden waren, fühlten sie auch den Schmerz der Leidenden als ihren eigenen und waren voller Erbarmen sowie bemühten sich, sie von den Leiden zu befreien. Da sie aber auch das Karma des Leidenden sahen, wussten sie um den rechten Zeitpunkt ihres Eingreifens. Was dann heilte, war also nicht die Person des Priesters oder spirituellen Heilers, sondern sein mit den metaphysischen, den göttlichen Seinsebenen erfüllter oder mit ihnen identifizierter Geist, der durch sie wirkte.

Die krankmachenden Gedankenformen waren den Menschen seit dem Altertum bekannt. In der Bibel werden sie stets als "Dämonen" oder "unsaubere Geister" bezeichnet. Dieses spirituelle Wissen, das sei hier schon vorweggenommen, ist weltumspannend. Im tibetischen Buddhismus heißen die negativen Gedankenformen "döns", bei den Sufis und bei den Hindus "papa cinda". Sie nehmen die Formen von Dämonen (asuras, papapurusha) oder Teufeln an.

Askleipios war in der griechischen Antike der bekannteste unter den spirituellen Heilern. Er wurde in seiner Doppelnatur als Mensch und als Gott gesehen, verehrt und konsultiert, denn er wirkte wie alle spirituellen Heiler auf beiden Existenzebenen gleichzeitig, sonst hätten die Menschen ihn nicht verstanden. Seiner Gottesnatur entsprechend war sein Wirken nicht an einen bestimmten Ort gebunden. Deshalb entstanden in verschiedenen Gebieten Griechenlands Heiltempel für Asklepios ähnlich den Ashrams und Klöstern spiritueller Lehrer in Indien und Tibet.

In jenen Zeiten wurden die Ursachen von Krankheit im Abfall oder in der Trennung der Menschen vom Götterhimmel gesehen. Indem Menschen ihren lichten und unsterblichen göttlichen Wesenskern durch negatives Denken und Tun aus niederen, lasterhaften Motiven heraus verdunkelten, wurden sie psychosomatisch krank, wobei die Krankheit mit der geistigen Ignoranz begann, ehe sie Gefühl und Körper ebenfalls betraf. Die Heiler wussten, dass der göttliche Wesenskern, die "Psyche" des Menschen, von Licht und Liebe erfüllt ist und dass dieses Liebeslicht allein heilt. Deswegen war alle spirituelle Heilung immer mit Liebe verbundene Lichtheilung. Das gilt auch noch heute, wenn man die Arbeit der großen Heiler der Moderne anschaut. Allerdings ist sie viel schwerer geworden, weil die Pakete der Ignoranz sich seit dem Altertum von Inkarnation zu Inkarnation ungeheuer verfestigt haben und wesentlich mehr Menschen unter ihnen leiden. Es gibt aber auch Anzeichen, dass in unserem Zeitalter des Materialismus die Sehnsucht nach einem Wandel hin zum Guten und nach geistigem, transmateriellem Glück immer stärker wird. Man hat begonnen, die Verbindung von religiösem Glauben und Gesundheit auch wissenschaftlich und medizinisch ernst zu nehmen. Daran hat die Quantenphysik einen erheblichen Anteil.

Das Wirken des Askleipios beruht auf dem weitverbreiteten Wissen in der griechischen Antike, wonach das wahre Wesen des Menschen mit dem Wahrnehmen des Lichtkörpers erfasst wird.[3] Viele Beobachtungen beim Sterben und außerkörperliche Erfahrungen haben zu der orphischen Seelenlehre geführt, die besagt, dass die Psyche des Menschen identisch ist mit dem subtilen Körper, der sich während des Sterbevorgangs vom Soma, dem materiellen Körper, ablöst, ins Licht geht und folglich unsterblich ist. Der subtile Körper kann während des irdischen Lebens als Lichtkörper wahrgenommen werden, der den physischen Körper umgibt und durchdringt. Man sagte, dass der physische Körper sich im Seelenkörper befindet, sozusagen als materielle Verdichtung des subtilen Körpers, der primär existiert. Man hat die Substanz des Licht- oder Seelenkörpers außer als "Äther" auch als "Hauch" (griech. *speiros*) bezeichnet; ein Hinweis auf den geistigen Aspekt des Menschen, und noch heute wird der Begriff "Inspiration" mit Einatmen und geistiger Eingebung gleichgesetzt. Es gibt zwar keine letzte Sicherheit darüber, ob es Pythagoras (geb. 582 v. Chr.) auf Samos war, der diese esoterische Lehre von der Lichtkörpernatur des Menschen selbst entdeckte und an seine Schüler weitergab, aber immerhin wurde sie in den Zentren des Pythagoras in Süditalien gelehrt.

Die spätplatonischen Philosophen Plotin, Porphyrios, Proklos, Damascios und Johannes Philoponus (zwischen 200 und 500 n. Chr.) befassten sich näher mit dem Wesen metaphysischer Erkenntnis, wobei sie auf die Ideen von Aristoteles und Pythagoras über die Seele Bezug nahmen. Das eigentliche Erkenntnisorgan seien nach Philoponus nicht die Sinne, sondern der Geist, *"denn er sieht und hört als Ganzes durch das Ganze und ist in allen übrigen Sinnen aktiv."*[4] Der Geist ist ein sinngebendes, die einzelnen sinnlichen Eindrücke verstehendes und vereinheitlichendes Prinzip. Dieser Geist habe nun einen eigenen Körper, in dem alle Sinneseindrücke auftreten. Über den Geistkörper können auch – das war den antiken Philosophen bekannt – entkörperlichte Wesenheiten und Gedanken/Vorstellungen auftauchen und übermittelt werden, und zwar gute wie böse. In reiner Form erscheint der Geistkörper als *"augoeides"* oder als "Strahlenkörper". Damascios sagt dazu: *"Die Seele besitzt ein gewisses strahlendes Vehikel, sternengleich und ewig. Dieses ist nun in unserem* [grobstofflichen] *Leib sicher eingeschlossen."*[5] Auch die Lichtform, in der ein Mensch einem anderen erscheinen kann, war den Griechen bekannt. Er erschien in einer Eiform aus weißgoldenem Licht. Diese vermittelt primordiale Bewusstseinsformen des Universums an den Menschen.

Man nimmt an, dass auf diese Weise auch Sinn und Form der py-
thagoräischen Zahlen geschaut wurden. Proklos und Porphyrios
verfügten offenbar über genauere Erkenntnisse zur Struktur des
feinstofflichen Körpers, die verschiedenen Bewusstseinszuständen
entsprechen. (Wir werden Ähnliches in alten hinduistischen Aussagen wiederfinden.) So heißt es bei Porphyrios über die Seele:

> *"Wenn sie in ihrem reineren Zustande ist, so ist sie*
> *mit einem Körper verbunden, der dem immateriellen*
> [Zustand] *am nächsten liegt, nämlich mit dem äthe-*
> *rischen* [griech. aitherion] *Körper.*
> *Wenn sie aber vom Verstand* [griech. logos] *zur Pro-*
> *jektion der Vorstellungskraft* [griech. phantasia] *über-*
> *geht, ist sie mit dem sonnenähnlichen* [griech. helioi-
> des] [Körper] *verbunden.*
> *Wird sie weiblich und verlangt leidenschaftlich nach*
> *Form, gleicht ihr Körper dem Mond* [griech. selenoi-
> des].
> *Und wenn sie in die aus feuchten Dämpfen bestehen-*
> *den Körper hinabtaucht –* [dies geschieht] *immer*
> *dann, sobald sie in einen amorphen Zustand gerät –,*
> *befällt sie tiefe Unwissenheit über die Wirklichkeit,*
> *sie verdunkelt sich und wird kindlich (...)."*[6]

Wenn man die Analysen der griechischen Mystiker und Philosophen mit den heutigen Analysen der Quantenphysiker und
Bewusstseinsforscher über das Universum und transmaterielle
Phänomene vergleicht, ist man erstaunt darüber, wie sehr sich die
Aussagen ähneln. Beide gehen von einem Ursprungsbewusstsein
in einem Ursprungsuniversum aus, das vor dem normalen menschlichen Bewusstsein liegt und das ihm zugrunde liegt. Die Quan-
tenwissenschaftler nennen es das universale Informationsfeld oder
auch das Vakuumfeld, das aber potenziell alles enthält, was sich
hier und jetzt und damals und zukünftig überall im Universum
manifestiert hat beziehungsweise manifestieren kann. Sie beweisen,

dass unser Bewusstsein wie ein Hologramm arbeitet, indem Teilerkenntnisse das universale Ganze enthalten, und dass man sich dessen bewusst wird, je mehr das Bewusstsein die dreidimensionale Raumzeit überschreitet und in die vierte und fünfte Dimension übergeht. Für die griechischen mystischen Philosophen und Wissenschaftler sind Lichterfahrungen Erscheinungen des Bewusstseins in Übergangsräumen, wo die kleinsten Energieteilchen Lichtquanten aussenden. Hier nimmt sich das Bewusstsein sozusagen selbst wahr in seiner Feinstofflichkeit, ehe es, wenn es sich noch mehr ausdehnt, lichtlos wird. "Licht" meint hier das an elektromagnetische Masse gebundene Licht, das wir alle kennen.

Wenn man moderne Klassifikationen des feinstofflichen Körpers heranzieht, wie sie zum Beispiel bei Ken Wilber zusammengefasst als Stufen der Bewusstseinsentwicklung diskutiert werden und wie sie bei dem Mystiker und Heiler Stylianos Atteshlis (genannt Daskalos) beschrieben werden, so entspricht der ätherische Körper des Porphyrios dem spirituellen oder kausalen Körper, der "sonnenähnliche" Körper dem mentalen oder noetischen Körper und der "weibliche" Körper dem astralen oder emotionalen Körper. Interessant ist auch die letzte Aussage von Porphyrios: Das lichte und spirituelle Wissen geht in dem Maße verloren, in dem sich das Bewusstsein mit der materiellen Seite der Existenz verbindet – eine Aussage, wie sie sich in allen buddhistischen und hinduistischen Schriften und Lehren findet.

Über die Schichten des feinstofflichen Körpers steht nach Ansicht der Griechen der Mensch auch mit dem Makrokosmos in Verbindung. So lehnt sich Proklos an Platon an, wenn er sagt: *"Der Mensch ist eine kleine Welt, ein Mikrokosmos. Denn er besitzt genau gleich wie das Universum Geist und Verstand, einen göttlichen und einen sterblichen Körper. Er ist wie das Universum aufgebaut."*[7]

Eine wichtige Quelle über die Existenz des Lichtkörpers ist die Bibel, wo über den Auferstehungskörper von Jesus Christus etwas gesagt wird. Es sei hier die Erscheinung Christi vor den zwei Jüngern auf dem Weg nach Emmaus erwähnt, ferner seine Erscheinung vor Maria Magdalena am Grab und schließlich sein Erscheinen vor allen Jüngern am Berg in Galiläa, wo er ihnen den Missionsauftrag erteilt. Nach allem, was wir bisher über den Lichtkörper gesagt haben, der während des Sterbens aus dem materiellen Körper aufsteigt, müssen wir annehmen, dass Christus den Jüngern in dieser Lichtkörperform erschien. Wenn man bedenkt, welche Wunder der Heilung er vollbrachte, welch zutreffende Aussagen er über die Zukunft machte, welche geistigen Wandlungen er zu seinen Lebzeiten schon und danach bei unzähligen Menschen auslöste und schließlich welche unfassbare Liebe er verströmte, dann übersteigen die Kraft, Größe, Strahlkraft und Ausdehnung seines Auferstehungskörpers menschliches Vorstellungsvermögen. Ein gottgefälliges, tugendhaftes und spirituelles Leben und eine tiefe Liebe zu Jesus Christus sowie selbstlose Liebe zu allen Menschen schienen die Voraussetzung dafür zu sein, den Auferstehungsleib Christi wahrzunehmen – soweit man die Ursachen für Christi Erscheinen überhaupt ergründen oder benennen kann.

Das gnostische Evangelium *pistis sophia* stellt klar, dass mit dem Auferstehungskörper nicht ein vom physischen Leib abgesonderter Lichtkörper gemeint ist. Vielmehr sei er eine Art Ursprungskörper oder Urkörper, aus dem alle Körper hervorgehen und dessen göttliche Essenz sich als Heiliger Geist sowohl im physischen als auch im feinstofflichen Lichtkörper ausprägt. Eine ähnliche Schau vom Wesen des Menschen hatte zu unserer Zeit der christliche Mystiker Daskalos: Die zeitliche [sterbliche] Persönlichkeit [einschließlich des physischen Körpers und der Aura] werde durchstrahlt von dem ätherischen Herz der unsterblichen, permanenten Persönlichkeit. Manchmal wird sie auch "blaue Perle" genannt, zum Beispiel vom indischen Mystiker Muktananda, oder "Diamantkörper" von den tibetischen Buddhisten. Die sterbliche Persönlichkeit sei sozusagen eine Projektion oder ein Schatten der permanenten Persönlichkeit. Diese zeichne alle Erfahrungen aus den psychischen und noetischen (Gedanken-)Welten auf, auch aus früheren Inkarnationen, und bewerte sie moralisch mit Hilfe der Schutzengel. Das ätherische Herz oder die permanente Persönlichkeit wiederum sei eine heilig-geistige Ausstrahlung der heiligen Monade "Mensch" oder, wie Daskalos auch sagt, des sich selbst bewussten Seelenselbst. Wir werden später, wenn wir über die Elementale sprechen, auf diese Zusammenhänge zurückkommen.

Die religiösen und metaphysischen Ansichten der griechischen Antike über die Zusammenhänge zwischen Mensch, Universum und dem unsterblich Ewigen, Gott, sind die Grundlagen für die spirituellen Therapiesysteme der folgenden Jahrhunderte. Es gibt zwei Richtungen, in die sich die ursprünglich ganzheitliche Therapie entwickelt. Die eine geht den spirituell-religiösen Weg, um Menschen auf der Grundlage der mystischen Erfahrung einer Einheit mit himmlischen Kräften (Gott, Götter) von Leid zu befreien. Diese "Schule" lehrt zuvorderst einen spirituellen Weg, auf dem sich dann auch eine Heilkunst gründen kann. Auf diese esoterische Tradition gehen wir zunächst ein.

Am Anfang standen dabei mystische Erfahrungen in den esoterischen Schulen (zum Beispiel in Eleusis beim Dionysoskult). Sie ermöglichten durch direkte Schau, in die Schüler durch Lehrer eingeweiht wurden, das Sehen der feinstofflich-geistigen Lichtnatur des Menschen und deren Reinigung von negativen Lebenseinstellungen. Dadurch konnten auch kranke Laien geheilt werden. Das Ziel dieser Schulen war aber die Erfahrung der "unio mystica", des Einsseins mit Gott beziehungsweise den Göttern. Dazu musste der Schüler (Adept) einen längeren Reifungsprozess durchmachen, in dem sein Bewusstsein auf diese Erleuchtungserfahrung vorbereitet wurde. Schiller hat in seiner Ballade "Das verschleierte Bild zu Sais" das Ideal dieser Mysterienschulen dargestellt. Sie erzählt das Schicksal eines Adepten, der ungeduldig, seinem Lehrer widersprechend und unvorbereitet das Götterbild der "Wahrheit" entschleiert und dadurch geistig auf Dauer krank und verwirrt wird.

Die mystisch-religiös begründete Heilkunst verliert im Westen im Laufe der Jahrhunderte mit der zunehmenden Deutungshoheit des Vatikans über geistige Heilung und Krankheit und der Säkularisierung der Kirche ihren Nimbus und blüht nur noch in einzelnen Klöstern, wenn sie von Mönchen oder Nonnen geleitet wurden, die unmittelbare Gotteserfahrungen hatten. Berühmt sind hier die Werke von Katharina von Siena und Franz von Assisi. Für den deutschen Sprachraum werden wir auf Hildegard von Bingen gesondert eingehen.

Die andere Richtung des geistigen Heilens entsteht ebenfalls in Griechenland, nimmt aber einen eher empirisch-säkularen Verlauf, indem sie die biologischen, organischen Vorgänge in der Natur mit den Menschen in Beziehung setzt. Krankheit entsteht durch Disharmonie zwischen beiden. Der Arzt Hippokrates wurde hier maßgebend mit seiner Lehre von den vier Körpersäften im Menschen (Blut, Galle, schwarze Galle und Schleim). Er setzte sie mit Temperatur- und Feuchtigkeitszuständen in der Natur in Beziehung. Außerdem erkannte er, dass diesen Säften Gefühlsneigungen entsprachen; so zeigte zu viel Gallensaft im Körper eine Neigung zu cholerischen Ausbrüchen – ein Befund, den wir auch heute noch verstehen können, wenn man Ärger in die volkstümliche Redewendung "da läuft einem die Galle über" kleidet. Die traditionelle chinesische Fünf-Elemente-Lehre kennt denselben Zusammenhang. Obwohl naturwissenschaftlich orientiert, stellte Hippokrates sich aber eine spirituelle Kraft vor, die diese Harmonie universell bewirke. Er nannte sie "enormon", das heißt innewohnende Kraft. Die Lehren von Hippokrates wurden von dem römischen Arzt Galen (geb. 129 n. Chr. in Pergamon) weiterentwickelt zu einer ersten medizinischen Wissenschaft,[8] die auf anatomischen Untersuchungen und chirurgischen Erfahrungen beruhte. Sie wurde für die folgenden Jahrhunderte bestimmend in der Medizin.

Erscheinungen und Botschaften himmlischer Wesen werden erfahren, wenn ein Mensch die verschiedenen Schichten des feinstofflichen Körpers durchschreiten kann und die sich dort erscheinenden Lichtformen aus ätherischer Substanz mit freiem, unvorbelastetem und demütigem Geist annehmen kann. Wenn wir alle bekannten Zeugen solcher spirituellen Erfahrungen studieren, sehen wir, dass sie in Zeiten der Bedrohung oder des Niedergangs von gelebter Spiritualität der jeweils herrschenden Religionen geschahen – im Geist der Fürsorge für Leidende und der Hingabe an Gott. Die großen geistigen Lehrer lebten und handelten von einem göttlichen Geist erfüllt, den sie durch jahrelange spirituelle Praxis, ethisch vorbildliche Lebensführung und Gebet entwickelten. Aber wenn wir uns das Leben des Jakob Böhme ansehen, dann staunen wir, wie ein so einfach lebender Mensch ohne jede spirituelle Schulung und Erziehung wahrhaft revolutionäre Gotteserfahrungen haben konnte, die viele Menschen tief religiös werden ließen. In der indischen Kultur hat es öfters als im Westen solche gottbegnadeten heiligen Menschen (Satgurus/Avatare) gegeben, die segensreich wirkten und Menschen von negativen Denk- und Verhaltensmustern reinigten. Hier sagt man, dass solche Heiligen in vielen früheren Inkarnationen ein tugendhaftes, bescheidenes und wohltätiges Leben führten, so dass ihr Karma heranreifte und sie dann als Satguru auf Erden erschienen. Ich denke, man kann diese Vorstellungen auch auf Menschen im Westen beziehen kann, zumal das Inkarnationskonzept in seinen Ursprüngen auch im Christentum zu finden ist.

Einer der frühesten abendländischen Berichte transpersonaler spiritueller Erfahrungen stammt von Hildegard von Bingen. In den Jahren nach 1141 schreibt sie ihre spirituellen Visionen und den Entstehungsprozess ihrer mystischen Erfahrungen auf. Sie weiß, dass sie damit eine göttliche Gnade erfahren hat. Aufgeschrieben hat sie das Geschaute wegen eines göttlichen Auftrags, den Hildegard in "Wisse die Wege" wie folgt schildert:

"Im Jahre 1141 der Menschwerdung Jesu Christi, des Gottessohn, als ich zweiundvierzig Jahre und sieben Monate alt war, kam ein feuriges Licht mit Blitzesleuchten vom offenen Himmel hernieder. Es durchströmte mein Gehirn und durchglühte mir Herz und Brust gleich einer Flamme, die jedoch nicht brannte, sondern wärmte, wie die Sonne den Gegenstand erwärmt, auf den sie ihre Strahlen legt. Nun erschloss sich mir plötzlich der Sinn der Schriften, des Psalters, des Evangeliums und der übrigen katholischen Bücher des Alten und Neuen Testaments ... Die Gesichte, die ich schaue, empfange ich nicht in traumhaften Zuständen, nicht im Schlafe oder in Geistesgestörtheit, nicht mit den Augen des Körpers oder den Ohren des äußeren Menschen und nicht an abgelegenen Orten, sondern wachend, besonnen und mit klarem Geiste, mit den Augen und Ohren des inneren Menschen, an allgemein zugänglichen Orten, so wie Gott es will ..." Und etwas weiter teilt Hildegard zu Beginn ihres Buches "Scivias" mit, dass sie eine Stimme vom Himmel her sagen hörte: *"Du also, o Mensch, der du all dies nicht in der Unruhe der Täuschung, sondern in der Reinheit der Einfalt empfängst, hast den Auftrag, das Verborgene zu offenbaren. Schreibe, was du siehst und hörst!"[9]*

Noch genauer beschreibt sie die außersinnlichen Wahrnehmungen in einem Brief an einen Benediktinermönch Wibert, der – eine Ausnahme in der damaligen Zeit – an ihren Visionen, an der Qualität der Lichterfahrungen und ihren exosomatischen Vorgängen aufrichtiges Interesse hatte.

"Und meine Seele steigt – wie Gott will – in dieser Schau empor bis in die Höhe des Firmaments. (...) Das Licht, das ich schaue, ist nicht an den Raum

gebunden. Es ist viel lichter als eine Wolke, die die Sonne in sich trägt. Weder Höhe noch Breite mag ich an ihm zu erkennen. Es wird mir als "Der Schatten des Lebens" bezeichnet. Und wie Sonne, Mond und Sterne in Wassern sich spiegeln, so leuchten mir Schriften, Reden, Kräfte und gewisse Werke der Menschen in ihm auf. (...) In diesem Licht sehe ich zuweilen, aber nicht oft, ein anderes Licht, das mir das "Lebendige Licht" genannt wird (...) solange ich es schaue, wird alle Traurigkeit und alle Angst von mir genommen, so dass ich mich wie ein einfaches junges Mädchen fühle und nicht wie eine alte Frau."[10]

Hildegard weiß, dass man die Visionen und ihr Entstehen mit dem normalen Verstand nicht begreifen kann: *"Und was ich schreibe, das schaue und höre ich in der Vision und setze keine anderen Worte als die, die ich höre und in ungefeilten lateinischen Worten, so wie ich sie in der Vision höre, kundtue. (...) Die Worte in dieser Schau klingen nicht wie die aus Menschenmund, sondern sind die wie eine blitzende Flamme und wie eine im reinen Äther sich bewegende Wolke. Die Gestalt des Lichts vermag ich aber nicht zu erkennen, wie ich ja auch die Sonnenscheibe nicht ungehindert anschauen kann."[11]*

Man erinnert sich an die Schilderung des Pfingstwunders in der Apostelgeschichte des Lukas (2. Kapitel), wenn man diese Erleuchtungserfahrungen der Hildegard liest. Dem Zeitgenossen mögen auch die Berichte aus Nahtoderfahrungen einfallen, in denen ähnlich über heilige Lichterfahrungen und Visionen berichtet wird. Am weitesten gehen da vor allem die Berichte von Mellen-Thomas Benedict und Betty Eadie. Die Visionen nun als "Allegorien" oder "Symbole" zu bezeichnen, wie man es öfter liest, kann nicht befriedigen; denn ihre Formen und Farben sind jenseits menschlicher Einbildungskraft und entstammen einer unfassbaren göttlichen Quelle, von der sie direkt zu Hildegard gekommen sind. Auch wenn sie im Rupertsberger Kodex gemalt festgehalten wurden, geben sie sicher nur in schwachem Abglanz die Leucht- und Strahlkraft des Geschauten wieder. Man könnte sie am ehesten mit ostchristlichen Ikonen vergleichen, die von Heiligen mit Sehergabe in ein Bild "übersetzt" wurden. Wir werden später noch auf die Lehren und Visionen von Daskalos eingehen, dem wir das Verstehen der großen Engelselementale in den feinstofflichen Körpern verdanken. Von daher können wir auch heute in Liebe und Verehrung des Heiligen Geistes, der Hildegard von Bingen ergriff, gedenken.

Hildegards Verbindung zum Göttlichen hat sich natürlich auch auf ihre Umgebung ausgewirkt. Ihr Kloster wurde ein Ort, an dem Kunst und sakrale Musik gepflegt wurden und vor allem die Pflanzenheilkunde erforscht und angewendet wurde. Eine für damalige Zeiten fortschrittliche Betrachtung der Sexualität und der Diagnose und Vorbeugung von Frauenkrankheiten zeugen von dem freien Geist Hildegards.

Medizin, Naturanalyse, Metaphysik und Theologie miteinander zu verbinden, war das Anliegen des Arztes und Forschers Paracelsus (1494–1541), besonders in seinem kosmologischen Spätwerk "Astronomia Magna oder die ganze Philosophia sagax der großen und kleinen Welt" (von 1537). Wie in diesem Werk so auch schon in früheren belegt Paracelsus die Idee, dass es eine sympathische Entsprechung zwischen den menschlichen Organen, bestimmten Pflanzen und Steinen und bei diesen wiederum zu Gestirnen gebe. Das ist nicht physikalisch zu verstehen, sondern spirituell; denn man müsse in der Natur im Sichtbaren auch das Wirken einer unsichtbaren Kraft erkennen. Paracelsus sah im Universum eine heilige Kraft wirken, die alles zusammenhält und am Anfang der Schöpfung Gottes Sein und Willen ausdrückt. Er nannte sie "Iliaster". In allen großen Religionen findet man ähnliche Vorstellungen. Davon unterscheidet Paracelsus das Lebensprinzip, welches die Essenz "Leben" ausmacht und bei allen Transformationen von Substanzen erfahrbar ist; dieses nannte er "Archäus". Schließlich bezeichnet er die Lebensenergie in der Natur und natürlich auch im menschlichen Körper als "Mumia". Sie arbeitet stets auf Heilung und Harmonie hin. Der Mensch kann sie außerdem ausrichten und konzentrieren, und zwar sowohl zu Heilzwecken als auch zur Zerstörung. Paracelsus hat hier wohl die ätherische Energie gemeint, aus der die Aura besteht. Moderne Forscher wie Wilhelm Reich entdeckten dieselbe Energieform später, die er Orgon-Energie nannte. Paracelsus hat keine direkten Erfahrungen mit der Lebensenergie beschrieben, auch keine mystischen. Er erwähnt nur, dass sie strahlt. Genaue Aussagen über den feinstofflichen Körper sind mir nicht bekannt. Indem Paracelsus aber die neuplatonische Idee vom dreifachen Seelenkörper, der ebenfalls Mumia, Lebensenergie, ausstrahlt, aufgreift, gehört er doch in die Reihe der Forscher, für die der menschliche Körper beseelt und vom Licht des göttlichen Geist durchdrungen ist. Den Organismus des Menschen belebt und steuert die niedere Seele. Die Gefühle, die im Astralkörper leben[12] – Paracelsus nennt ihn den "siderischen" Körper – und mit dem Universum interagieren, werden von der Astralseele geführt. Und schließlich werden diese beiden Lebensebenen von der Vernunftseele geführt, die ewig lebt. Die Seele erkennt, dass der Mikrokosmos "Mensch" ein Spiegelbild des Makrokosmos ist. Der Mensch trägt die Sterne, die Erde, das Firmament in sich.

Im Unterschied zum buddhistisch-hinduistischen Kulturkreis sind in Europa die Zeugnisse von Heilern, die aus transpersonalen, spirituell-religiösen Erfahrungen ihre Kraft schöpfen, relativ selten. Nach Hildegard von Bingen möchte ich hier auf Jakob Böhme eingehen.

Jakob Böhme (1675–1724) wurde als Sohn wohlhabender Bauern bei Görlitz/Schlesien geboren. Er erlernte das Schumacherhandwerk und eröffnete in Görlitz mit 24 Jahren eine Schusterei. Im gleichen Jahr heiratete er und ein Jahr später wurde er Vater eines Sohnes. In jenem Jahr durchlebt er zum ersten Male eine Erleuchtungserfahrung, eine "Ekstasis", das heißt eine Erweiterung seines Bewusstseins über die physischen Körpergrenzen hinaus, die ähnlich dem Erleben der Hildegard von Bingen ist. Er beschreibt es als ein "Feuer-Brennen" und ein "Liebes-Brennen", das über ihn kam und in ihn eindrang.

Was er erlebte, hat er in seinem Buch "Morgenröte im Aufgang" (1612) aufgeschrieben. Dort lesen wir:

> *"In diesem Lichte hat mein Geist alsbald durch alles gesehen und an allen Kreaturen, sowohl an Kraut und Gras Gott erkannt, wer der sei und wie der sei und was sein Wille sei. Auch so ist alsbald in diesem Lichte mein Willen gewachsen und mit großem Trieb, das Wesen Gottes zu beschreiben."*[13]

Dabei war Böhme kein besonders religiöser Mensch; weder praktizierte er regelmäßig Exerzitien noch betete oder fastete er. Allerdings wird von Zeitgenossen sein bescheidener, aufrichtiger und liebenswerter Charakter erwähnt. Er konnte zwar lesen und schreiben, hatte jedoch nur eine einfache Schulbildung. Ohne sein Wissen wurden Kopien von der "Morgenröte" in Umlauf gebracht. Als der orthodox-lutherische Stadtpfarrer davon erfährt, denunziert er Böhme beim Magistrat. Dieser zieht das Buch ein. Die Stadtpfarrei belegt ihn mit Schreibverbot. Böhme verlässt die Stadt mit seiner Familie und beginnt einen Handel mit Garn und Kurzwaren, durch den er weiter weg von Görlitz kommt. Der Drang, das Geschaute weiterhin mitzuteilen, ist aber stärker als der Gehorsam gegenüber der autoritären staatlich-kirchlichen Gewalt. Unterstützung findet er bei etlichen gebildeten und gelehrten Freunden, die die Tiefe und Wahrheit seiner Botschaften verstehen und ihm raten, seinem inneren Weg zu folgen. Darunter ist auch Abraham von Franckenberg, der erste Biograph von Böhmes Leben.

Im Jahr 1610 kommt es zu der zweiten Erleuchtungserfahrung und Exosomatose. Elf Jahre später schreibt er in einem Brief an den Freund Caspar Lindner aus Beuthen, was 1600 mit ihm geschah:

> *"Von dem göttlichen Mysterio etwas zu wissen, habe ich niemals begehret, viel weniger verstanden, wie ich es suchen und finden möchte, wußte auch nichts davon als der Laien Art in ihrer Einfalt ist. Ich suchte allein das Herz Jesu Christi, mich darinnen zu verbergen vor dem grimmigen Zorn Gottes und den Angriffen des Teufels, und bat Gott ernstlich um seinen Heiligen Geist und Gnade ... In solchem meinem gar ernstlichen Suchen und Begehren, darinnen ich heftige Anstöße erlitten, mich aber ehe des Lebens verwegen als davon ausgehen und ablassen wollte, ist mir die Pforte eröffnet worden, daß ich in einer Viertelstunden mehr gesehen und gewusst habe, als wenn ich wäre viel Jahr auf hohen Schulen gewesen, dessen ich mich hoch verwundertem wußte nicht, wie mir geschah und darüber mein Herz in Gottes Lob wendete. Denn ich sahe und erkannte das Wesen aller Wesen, den Grund und den Urgrund: Item die Geburt der Heiligen Dreifaltigkeit, das Herkommen und den Urstand der Welt."[14]*

Der Drang, das Geschaute niederzuschreiben, ist stark. Von 1619 bis 1623 entstehen zahlreiche Schriften; die wichtigsten sind: "De tribus principiis" (1619) und "De signatura rerum" und "Mysterium Magnum" (beide 1622). Böhme nimmt die Frage seiner Leser, woher er denn das alles wisse, vorweg und antwortet: *"Gott hat mir das Wissen gegeben. Nicht ich, der ich das Ich bin, weiß es, sondern Gott weiß es in mir."[15]* Und an anderer Stelle: *"Aber ich, der ich bin, habe es nicht gesehen. Denn ich war noch nicht eine Kreatur. Aber wir haben es in der Essenz der Seelen, welche Gott dem Adam einblies, gesehen."[16]*

Erleuchtungserfahrungen dieser Art, wie sie auch Hildegard von Bingen hatte, geschehen außerhalb des materiellen Körpers im kausalen Körper, in dem die Dualität von erkennendem Subjekt (von Böhme "Kreatur" genannt) und erkanntem Objekt in eins zusammenfällt, wo die ichbezügliche Persönlichkeit sich ausweitet in alles Existierende, wobei auch das bekannte Zeitbewusstsein aufhört und man alles, was war, ist und sein wird, IST und zugleich ergriffen ist von einer unendlichen Seinskraft, die allem zugrunde liegt. Je nach religiöser Konnotationstradition, nennt man diese später Brahman, Gott oder Allah. Der Übertritt in die subtilen Bewusstseinszustände ist fast immer, unabhängig von der spirituellen Orientierung des Menschen, eine Licht- und Feuererfahrung, die im indischen Kulturkreis als die Kundalinikraft bekannt ist. Böhme spricht von einem *"Feuer-Brennen"* oder *"Liebes-Brennen"* und beschreibt das folgendermaßen:

> *"Dieses Feuer-Brennen ist eine Offenbarung des Lebens und der göttlichen Liebe, dadurch sich die göttliche Liebe als die Einheit überinflammieret und schärfet zu einer feurischen Wirkung der Kraft Gottes. Dieser Grund wird darum Mysterium Magnum genannt oder ein Chaos, dass daraus Böses und Gutes urständet als Licht und Finsternis, Leben und Tod, Freude und Leid, Seligkeit und Verdammnis, denn es ist der Grund der Seelen und Engel und aller ewigen Kreaturen, der bösen und der guten, ein Grund des Himmels und der Höllen und der sichtbaren Welt, samt all dem, was da ist, das alles ist in einem einigen Grund gelegen."[17]*

Außenstehende, die Zeuge eines solchen mystischen Prozesses eines Menschen und ihm liebevoll zugetan sind, können ein Aufleuchten der Aura bis hin zum völligen Aufgehen des physischen Körpers in eine große golden-weiße ovale Lichtform bezeugen. Das allerdings wird die Zeugen so tief mitreißen, dass sie beseligende

Freude, Reinigung von allen Negativitäten und die Liebe Gottes auch in sich selbst erfahren. Solcher Art waren die Begegnungen von Jesus Christus mit den Jüngern, aber auch mit Menschen aus dem einfachen Volk. Hinzukommt, dass manche Menschen in mystischen Zuständen die Kraft des Einsseins nachhaltig bewahren und sie einsetzen können zur Heilung von kranken Menschen oder sogar von großen verunreinigten Räumen in der Natur und in der Gesellschaft. Das hat Jesus Christus getan, das tat Hildegard von Bingen, das taten nach ihnen viele später heiliggesprochene Erleuchtete.

Jakob Böhme setzte seine Erkenntnisse in schriftliche Form um und verhalf dadurch vielen Menschen seiner Zeit zu vertieften spirituell-religiösen Erfahrungen. Welche Engelwesen Böhme in seinen mystischen Zuständen sah, darüber erfahren wir nichts Konkretes. Er erfuhr vor allem in tiefer Ehrfurcht die Kraft der Liebe des Heiligen Geistes selbst, der ihn mit allem verband, was er in Natur und Kosmos und anderen Menschen sah, wenn er in "Aurora" schreibt:

> "Gleichwie vom Vater und Sohne ausgehet der Heilige Geist, und ist eine selbständige Person in der Gottheit und wallet in dem ganzen Vater: also geht auch aus den Kräften deines Herzens die Kraft aus, die in deinem ganzen Leibe wallet, und aus deinem Lichte gehet aus in dieselbe Kraft Vernunft, Verstand, Kunst und Weisheit, den ganzen Leib zu regieren, und auch alles, was außer dem Leibe ist, zu unterscheiden. Und dieses beide ist in dem Regiment des Gemütes ein Ding, dein Geist: und das bedeutet Gott den Heiligen Geist, und der Heilige Geist aus Gott herrschet auch in diesem Geiste in dir, bist du anders ein Kind des Lichts und nicht der Finsternis."[18]

Die einmal erfahrene göttliche Essenz hebt die Trennungen und Isolierungen zu den anderen Menschen auf, weil jeder andere als ein Teil von sich selbst erfahren wird. Nicht nur ist dein Schmerz mein Schmerz und deine Freude meine Freude, sondern wie ich das Liebeslicht Gottes bin, so erkenne (liebe) ich es auch in deinem Kern hinter allen Oberflächlichkeiten deines Charakters und körperlichen Erscheinungen. Viele Erleuchtete berichten von diesen geistigen Einheitserfahrungen, und zwar auch mit allen Wesen, mit Tieren, Pflanzen und Gesteinen.[19] Böhmes Erfahrung hat ihn so sehr ergriffen, dass er in wunderbar gleichnishafter Sprache sagen kann:

> *"Wenn das Licht aufgeht, so siehet ein Geist den anderen, und wenn das süße Quellwasser in dem Lichte durch alle Geister gehet, so schmecket einer den anderen. Alsdann werden die Geister lebendig, es dringet die Kraft des Lebens durch alles ..."[20]*

Natürlich kannte Böhme auch die negativen Tendenzen des Denkens, der Versuchungen, sich mit dem materiellen Körper und mit Gefühlen zu identifizieren. Mehrmals erwähnt er in drastischen Schilderungen, wie vor allem der Zorn den Menschen wegführt von der Liebe der Seele. Zorn stürzt den Menschen in die Höllen des Bösen und entfernt ihn von der Harmonie, die eigentlich sein Wesen ausmacht.

Die spirituell-religiösen Erfahrungen über die Kräfte, denen man in transmateriellen, transpersonalen Räumen des subtilen Körpers begegnet, verlieren sich im Westen im Laufe des 18. und 19. Jahrhunderts. Erst Daskalos, der ostchristliche Mystiker und Heiler aus Zypern, zeigte, dass es eine gute christlich-esoterische Tradition gibt, die auch in der Moderne einen Platz hat.

Daskalos war ein christlicher Mystiker, spiritueller Lehrer und Heiler, der von 1912 bis 1995 lebte und die meiste Zeit auf Zypern wirkte. Wie viele Mystiker vor ihm war er zur Exosomatose fähig, das heißt, er konnte seinen physischen Körper mit seinem

Seelenbewusstsein verlassen und sich in die Räume der fünften und weiterer Dimensionen bewegen. Von dort brachte er Erkenntnisse über Vergangenheit, Gegenwart und Zukunft des Universums und seiner geistigen Wesen mit, die die Grundlage seiner Kosmologie und seiner Lehre von den Elementalen bildeten. Vor allem seine mystischen Begegnungen mit Christus und dem Jünger Johannes vertieften seine segensreiche Kraft. Ferner nutzte er seine außerordentliche große ätherische Kraft zur Heilung Schwerstkranker, auch zur Reanimierung Toter.

Für unser Buch ist seine Lehre von den Elementalen wesentlich. Aber um sie zu würdigen, muss man die zentralen spirituellen Weisheitslehren von Daskalos verstehen. Sie seien hier sehr kurz wiedergegeben.[21] Daskalos' Aussagen sind keine mentalen Konstrukte, sondern durch mystische Schau gewonnene Einsichten. Auf den normalen Leser mag die folgende Wiedergabe deshalb abstrakt wirken. Wenn man aber mit einer spirituellen Praxis beginnt und die später hier beschriebene Arbeit der Transformation von negativen Elementalen durchführt, wird man Schritt für Schritt eine Ahnung dessen erfahren, was Daskalos meint.

Der Mensch ist "ein getreues Abbild des Kosmos". Als Mikrokosmos trägt er alle Prinzipien und alles Wissen des Makrokosmos in sich. Er ist "das Ebenbild und Gleichnis der Absoluten Unendlichen Seinsheit", wie Daskalos Gott auch nennt. Gottes Schöpfung geschieht aus Freude und Liebe, um sich selbst aus der Fülle und Selbstgenügsamkeit heraus Ausdruck zu geben und sich dabei selbst zu erfüllen. Alles, was ist, vom Kleinsten bis zum Größten, ist Ausdruck seiner All-Liebe und All-Weisheit. Gottes Wirkkraft ist der Heilige Geist; jedes Materieteilchen enthält diese geistige göttliche Bewusstseinskraft. Die Trennung von belebten und unbelebten Teilchen ist aus dieser Perspektive eine Täuschung. Der Heilige Geist ist das Verbindende und Bewirkende in allen Universen. Am Schöpfungsursprung ist der Mensch ein Gedanke Gottes. Aus ihm geht das Urbild "Mensch" hervor. Dieses nimmt als Ausstrahlung die formlose Gestalt einer "selbstbewussten Seele"

44

an. Im Hinduismus nennt man sie den Atman. Die Projektion der selbstbewussten Seele im einzelnen Menschen bezeichnet Daskalos als "permanente Persönlichkeit". Sie ist unsterblich, sammelt während der vielen aufeinanderfolgenden Inkarnationen Erfahrungen, um sich durch positive Taten und selbstlosen Dienst letztlich wieder mit der selbstbewussten Seele zu vereinen und zu Gott zurückzukehren. In den hinduistischen Lehren ist diese "permanente Persönlichkeit" der "jiva", die individuelle Seele, die sich auf ihrem Lebensweg von allen Unreinheiten reinigt, um zum Atman zu werden, dem wahren Selbst oder Gott im Menschen, welche "todlos" sind. Die permanente Persönlichkeit besteht aus "unvergänglicher Übersubstanz".

Gott bedient sich der Erzengel, um mit Hilfe des Heiligen Geistes alle Wesen zu erschaffen und zu erhalten. Der sichtbare Mensch, den Daskalos die "derzeitige Persönlichkeit" nennt, besteht aus einem für jedermann sichtbaren grobstofflichen Körper, einem psychischen Körper, einem noetischen Körper (von griech. *nous*: Gedanke) und aus einem kausalen Körper. Die letzten drei erfährt man, wenn man durch Meditation, Gebet und gute Taten das Bewusstsein anhebt und in die Stille geht. Alle Körper werden bei ihrem Erscheinen aus feinstofflichem, lebendigem Äther (griech. etherikos) oder ätherischer Vitalität mit Hilfe der Erzengel und den von ihnen ausgeschickten Engeln gestaltet. Die ätherische Energie, die man braucht, um zu leben, nimmt der Mensch durch die Chakren auf, die Daskalos "heilige Scheiben" nennt. Der Schöpfungsäther umgibt und durchdringt alle Körper und verbindet sie miteinander. Die derzeitige Persönlichkeit ist eine Projektion der permanenten Persönlichkeit in die dreidimensionale Raum-Zeit-Realität, wie wir sie alltäglich erleben. Wenn man dagegen die Welten des psychonoetischen und weiterer Energiekörper (zum Beispiel die des kausalen und spirituellen Körpers) betritt, erweitert sich das Bewusstsein in die vierte und fünfte Dimension. (Kapitel III, 3)

Was sind nun Elementale
und wo halten sie sich auf?

Elementale sind im noetischen (Gedanken-/mentalen) Körper zu finden.[22] Unsere derzeitige Persönlichkeit ist eingekleidet in viele noetische Bilder, negative wie positive.

Die Elementale bestehen im Kern aus reiner, formloser, lebender Geistsubstanz, die gleichbedeutend ist mit dem Heiligen Geist, durch den sich wiederum die Macht des Absoluten ausdrückt. Der Mensch aber hat den freien Willen, die ätherische Substanz des Geistes zu Elementalen zu prägen und zu bewegen. Es ist ihm zwar nicht bewusst, aber er sendet pausenlos Elementale zu anderen Menschen und empfängt sie von anderen. Der ganze Raum der Menschheit ist angefüllt mit unzähligen hin- und herfliegenden Elementalen. Die Elementale haben ein eigenes Leben; sie leben weiter, unabhängig von der derzeitigen Persönlichkeit, die sie ausgesandt hat. Daskalos zitiert Christus, der sie "stumme und taube Geister" genannt hat (Markus 9, 25). An anderer Stelle spricht Christus über die negativen Elementale als "böse Geister".

Solange sie im Raum leben, können sie Schaden anrichten, wenn man sie magnetisch anzieht; man kann durch sie alle Arten von Leiden bekommen. Später in Kapitel V werden wir uns damit befassen, wie man mit ihnen auf eine heilsame Weise umgeht, damit sie uns und anderen nicht mehr schaden, und wie man dazu die positiven Elementale nutzt.

Jedes Elemental enthält Material aus dem psychischen und aus dem noetischen Körper. Ein hellsichtig begabter Mensch würde es sehen, fühlen und die noetische Seite sofort verstehen. Alles ist eins. Da der psychonoetische Körper und sein ätherisches Doppel dieselbe Form wie der materielle Körper haben, wird der Empfänger den sendenden Menschen in seiner Gestalt "sehen", aber aus ätherischer Substanz bestehend. Da aber das psychische Material mit Hilfe der noetischen Substanz geschaffen wurde, "sieht" der Empfänger auch den Gedanken des Senders, ebenso "sieht" er das Gefühl, den Wunsch und die Reaktion des Elementals. Die meisten Menschen sind nicht hellsichtig, aber sie spüren die Qualität eines an sie geschickten Elementals. Heftige Elementale, die einen starken Wunsch enthalten, erreichen ihr Ziel, kehren aber zum Urheber zurück und werden dann mit doppelter Kraft erneut herausgeschleudert. Nach dem spirituellen Gesetz "Gleiches zieht Gleiches an" ziehen wir diejenigen Gedankenformen von anderen an, die wir selbst haben. Dadurch verstärken sich die Elementale wechselseitig und lenken unsere Handlungen. Dies ist ohne Weiteres verständlich. Ein aggressiver Mensch löst bei einem anderen, der dasselbe Elemental im psychonoetischen Körper speichert, ebenfalls Aggressionen aus. Dadurch kann es zur Eskalation der Aggression kommen, das heißt, das Elemental wächst so stark, dass es die Beziehung dominiert. Für die Gestaltung der psychonoetischen Atmosphäre sind wir allein verantwortlich. Gleiches gilt auch für heilsame, positive Elementale. Daskalos erwähnt auch, wie wir schon bei Amma gelesen haben, dass die Atmosphäre mit großen Elementalen des Guten wie auch des Bösen aus früheren Inkarnationen oder Zeiten angefüllt ist. Wenn zum Beispiel jemand, der als derzeitige Persönlichkeit ein tugendhaftes Leben führt, bei einem anderen Aggressionen auslöst, dann hat es damit zu tun, dass der jetzige Wohltäter im früheren Leben negative Handlungen angehäuft hat, von denen er bewusst nichts weiß, so dass er verwirrt auf die Negativität des anderen reagiert.

Wie entsteht ein Elemental?[23] Zuerst gibt es da einen Anreiz oder Reiz in der materiellen Welt. Dieser regt die Phantasie an in Richtung eines Wunsches; zum Beispiel kann es sich um ein Objekt handeln, das man begehrt. Der Wunsch oder das Verlangen verbindet sich mit dem Gedanken "Oh, das möchte ich haben". So entsteht ein "Wunsch-Gedanken-Elemental" im psychonoetischen Körper. Später werden wir genauer betrachten, in welchen Chakren bestimmte generelle Elementale entstehen und sich aufhalten. (Kapitel IV) Je heftiger ein Verlangen ist, desto stärker ist auch das Elemental. Wenn man nun sein Handeln von einem

Wunsch-Gedanken-Elemental bestimmen lässt, materialisiert es sich und man erzeugt ein Karma, das man dann abdienen muss, denn es verdunkelt die permanente Persönlichkeit, das Seelen-Selbst.

Anders ist es, wenn man den Reiz zwar spürt, aber rechtzeitig den möglichen Gedanken des Habenwollens vermeidet; zum Beispiel könnte man denken: "Oh, was für ein toller Reiz – aber ich muss ihm ja nicht folgen." Dadurch vermeidet man, dass sich der Reiz zu einem Elemental entwickelt und sich materialisiert. Daskalos nennt ein solches Elemental ein "Gedanken-Wunsch-Elemental". Dieses ist für die seelisch-spirituelle Entwicklung sehr förderlich.

Daskalos ist natürlich in diese Welt gekommen, um uns Wege zu zeigen, wie wir mit den kollektiven und individuellen negativen Elementalen umgehen sollen, damit wir unserem selbstbewussten Seelen-Selbst folgen. Im letzten Kapitel seiner esoterischen Lehren schreibt er:

> *"Es liegt in unserer Macht und ist unsere elementare Pflicht, unser inneres Selbst zu erkennen und mit dem Heiligen Geist zusammenzuarbeiten zur Ausschmückung unserer Wohnstatt; denn obwohl wir darin wohnen, ist der Körper Gottes Tempel. Die Erzengel arbeiten in Harmonie zusammen, um diesen materiellen Körper aufzubauen und zu erhalten, der von unserer Persönlichkeit als ein Mittel gebraucht wird, dem Phänomen des Lebens Ausdruck zu geben. Diese Mächte freuen sich unvorstellbar, wenn sehen, dass eine Wesenheit, für die der Körper gebaut ist, das ganze Werk besichtigt und begreift."*[24]

Die Entwicklung eines inneren, objektiv urteilenden Beobachters ist zunächst wichtig, damit wir unser Verhalten ehrlich analysieren können und uns nicht selbst belügen.

Wir müssen auch das Entstehen negativer Elementale beherrschen lernen. Wie in allen spirituellen Traditionen gehört dazu eine gewisse Selbstdisziplin in Bezug auf unsere Wünsche und

Begierden, um geistigen Anhaftungen vorzubeugen. Über die Reinigung von negativen Elementalen und den geeigneten Schutz vor ihnen werde ich mehr im praktischen Teil schreiben. (Kapitel V) Je mehr wir uns der Elementale bewusst werden und sie "desenergetisieren", desto mehr wird es uns möglich, die Kräfte des psychonoetischen Körpers zu erfahren und sinnvoll zu nutzen. Dazu gehört die Entwicklung telepathischer und hellseherischer Fähigkeiten und die Ausdehnung des Bewusstseins über das Alltagsbewusstsein hinaus, so dass man in zwei Realitäten gleichzeitig leben und wirken kann. Man kann über weite Strecken Menschen heilen durch Elementale der Liebe, die wir aus noetischem Licht prägen und bewegen; und ebenso können wir in Liebe und ohne Verurteilung und Überheblichkeit Ordnung und Harmonie in Gebiete bringen, wo Angst, Chaos und Anarchie herrschen.

Für die Erforschung des spirituellen Bewusstseins interessierten sich an der Wende vom 19. zum 20. Jahrhundert auch die Geheimwissenschaften der Theosophischen Schulen, die bei Madras/Indien und in New York gegründet wurden. Parallel dazu begann man, mit den naturwissenschaftlichen Methoden des Messens, Experimentierens und Vergleichens sich um die transmateriellen Aspekte der menschlichen Existenz zu kümmern. Diese beiden Forschungsstränge, die doch erheblich auseinanderdrifteten, wollen wir nun weiter verfolgen.

Grenzwissenschaftliche Aura-Forschungen im Westen

Für die Strukturen des feinstofflichen Körpers haben sich im 20. Jahrhundert eine Reihe von Naturwissenschaftlern und Medizinern interessiert und dabei das Phänomen des menschlichen Energiefeldes untersucht. Im Unterschied zu den Erkenntnissen durch mystisch-religiöse Bewusstseinszustände konnten sie alle keine Aussagen über Formen und Gestalten in der Aura in Abhängigkeit vom Bewusstseinszustand machen. Das lag daran, dass sie selbst keine spirituelle Sichtweise von der phänomenalen Welt hatten oder pflegten. Dieser Erfahrungsbereich blieb für sie verschlossen und wurde der Religion oder dem Paranormalen zugeordnet und als unwissenschaftlich angesehen. Er wurde nicht auf ihre Arbeit angewandt. Sie gingen mit normalem Bewusstsein und mit dem naturwissenschaftlichen Wissen der damaligen Zeit zu Werke, wobei sie auch technische Medien einsetzten beziehungsweise verbesserten. Von daher darf man von dieser Forschungsrichtung keine Aussagen über transpersonale Realitäten erwarten.

Dennoch gingen einige Forscher bis an die Grenzen der rational noch nachvollziehbaren dreidimensionalen Realität und entdeckten den engen funktionalen Zusammenhang einer bis dato noch unbekannten Form der Lebensenergie mit den Seelenzuständen und den Körperprozessen des Menschen. Dies verdankten sie den medizinisch-psychologischen Behandlungen von Patienten, vor allem von sensitiven Menschen oder von Menschen, die sich zu Versuchen zur Erforschung der Aura zur Verfügung stellten. Über die Geschichte der Erforschung des menschlichen Energiefeldes gibt es inzwischen gute Zusammenfassungen, so dass ich mich hier auf jene Forscher beschränken möchte, die für die Heilung des feinstofflichen Körpers von Bedeutung sind.[25]

Die moderne Auraforschung beginnt mit der Arbeit des englischen Arztes Walter J. Kilner (1847–1920). Er war hellsichtig begabt und sah die Aura, welche die Menschen umgab. Dabei entdeckte er, dass die Aura aus drei Schichten besteht: einer ganz schmalen hellen Schicht mit einem Durchmesser von 0,6 Zentimeter, die eng am Körper anliegt; sie entspricht dem sogenannten ätherischen Doppel; einer zweiten, inneren Auraschicht, ca. 7,5 Zentimeter breit und von hellem Graublau; und einer äußeren Schicht von 17–20 Zentimetern Breite. Die Aura zeigt von der Körperoberfläche abstehende, eng aneinanderliegende Strahlen. Die gesamte Aura hat eine Eiform, wobei sie nach unten enger wird. Kilner machte die Aura auch für Laien sichtbar durch mit Dicyanin beschichtete Linsen. Wichtig wurde für die Lebensenergieforschung, dass die Aura kein elektromagnetisches Feld ist, das heißt, sie reagiert nicht auf Magnetfelder; ferner weist sie keine festen Substanzen auf und wird auch nicht durch chemische Substanzen auf dem Körper beeinflusst. Für die Therapie und Diagnose waren die vielfach bestätigten Befunde bedeutsam, dass die äußere Aura umso blauer ist, je geistig reger und intelligenter ein Mensch ist. Neurotische Menschen haben dagegen fast immer eine schwächere äußere Aura und eine innere Aura mit geringer Leuchtkraft. Kilner entdeckte auch, dass dunkle Flecken in der Aura auf eine Erkrankung hinweisen und dass die Aura von Frauen sich bei einer Schwangerschaft über dem Unterleib vorzuwölben beginnt. Dass sich die Aura auch bei emotionalen Änderungen einer Person farblich und strukturell verändert, das konnte das russische Forscher-Ehepaar Kirlian durch Farbphotographien nachweisen, die dann der Krankheitsdiagnose dienten.

Eine weitere Entdeckung über das Energiefeld war, dass die Gestalt von lebenden Organismen sich zuerst in der Struktur eines elektromagnetischen Energiefelds zeigt, in das dann der grobstoffliche (materielle) Körper hineinwächst. Diese Forschungen verdanken wir dem amerikanischen Neuroanatom Harold S. Burr. Er nannte diese Felder "L-Felder". In ihnen sind offenbar alle Informationen gespeichert, die zum Aufbau und der Lebenserhaltung des sichtbaren Körpers notwendig sind. Dieses Feld hat eine schwache Strahlung. Der deutsche Physiker F. A. Popp[26] hat sie durch viele Experimente mit Versuchspersonen nachgewiesen und sichtbar gemacht. Er nannte die Strahlung, die von einem Organismus ausgeht, Biophotonen-Strahlung. Sie reguliert alle Lebensfunktionen eines Organismus durch unterschiedliche Frequenzen, die auf die Moleküle einwirken. Der wichtigste Biophotonenspeicher ist die DNA. Weitere Experimente zeigten, dass zwischen Menschen ein Biophotonenaustausch stattfindet, bei dem Gefühle und Gedanken übertragen werden. Diese Untersuchungen führen uns aber schon hinein in die quantenphysikalischen Erforschungen von Energiefeldern als Träger von geistigen Informationen. Damit befasst sich ausführlicher Kapitel II, 4.

Für die Heilung des feinstofflichen Körpers nützlich wurden die Arbeiten des Arztes, Psychoanalytikers und Orgontherapeuten Wilhelm Reich (1897–1957), auf den sich heute fast alle Körperpsychotherapeuten beziehen, die die funktionale Einheit von Psyche, Soma und Bewusstsein sehen und für die Therapie nutzen. Reich erforschte an der lebendigen Natur die Lebensenergie; er forschte mit Liebe zum Lebendigen, und deshalb studierte er an lebenden Tieren, lebendigen Menschen und lebendigen Naturvorgängen. Herz und Verstand gingen bei ihm immer Hand in Hand. Deshalb entdeckte er das Wirken der Lebensenergie, wie sie diese Einheit stiftet und dabei Funktionsprinzipien folgt. Eines ist, dass sich alles Leben spiralförmig fortbewegt. Gleichgültig ob man lebende Zellen, Galaxien, Zyklonen oder Kristalle untersucht – stets trifft man auf Spiralbewegungen einer grundlegenden Lebensenergie. Man kann sie als Lichtpünktchen bei blauem Himmel vor den eigenen Augen tanzen sehen, sofern man mit dem Lichteinfall und nicht gegen ihn nach oben schaut. Allerdings sollte man mit entspannten Augen schauen und bewusst atmen. Die zweite Entdeckung Reichs war ein vierphasiger Puls, mit dem sich die Lebensenergie in jedem Organismus bewegt: Sie sammelt oder konzentriert sich, sie lädt sich auf, sie entlädt sich und sie entspannt sich. Dieser Pulsationsrhythmus ist sowohl im

Verhalten bioelektrischer Felder zu sehen als auch im autonomen Nervensystem, bei einzelnen Organen und auch in den Gefühlsabläufen beim Menschen. Das Neue war, dass Reich in der Behandlung von Patienten entdeckte, dass muskuläre Abläufe im Körper mit Gefühlsabläufen und Denkvorgängen Hand in Hand gingen und alle zusammen dem Pulsationsrhythmus folgten. Das heißt: Wenn dieser natürliche Rhythmus gestört war, wurde der Mensch als Ganzes krank. Weil diese Lebensenergie den bioelektrischen, mechanischen und chemischen Kräften zugrunde liegt, aber nicht mit ihnen identisch ist, sondern eine vorstoffliche, präatomare Qualität aufweist, nannte er sie "Orgon". Orgon-Energie sei die universale Lebensenergie, die alles mit allem vernetzt.

Reich war auf dem Weg, die universelle Lebensenergie mit naturwissenschaftlicher Methodik bis an den Rand des Möglichen zu erforschen, und das hieß nach dem ethischen Standard der Wissenschaften auch, dass andere Forscher sich seiner Untersuchungsmethoden bedienen und die Experimente wiederholen konnten – allerdings nie an toten Objekten. Reich hat seine Arbeit nie mystifiziert, wie es dann seine Neider und Feinde taten. Weil ihm transpersonale Bewusstseinszustände als unwissenschaftlich galten, konnte er aber über die Lebensenergieprozesse in den feinstofflichen Körpern nichts aussagen. Aber dass ein gesunder Mensch ein größeres Orgonfeld ausstrahlte als ein kranker, das wusste er – und er konnte es nachweisen. Er entwickelte die Orgon-Therapie, bei der Orgon-Energie verdichtet und dem Kranken zugeführt wurde, und konstruierte dafür unter anderem den Orgonakkumulator.

Für die Heilung des feinstofflichen Körpers, die mit der Heilung negativer Gedankenformen und -felder beginnt, was sich dann auf den emotionalen und physischen Körper auswirkt, ist Reichs Therapie gleichwohl eine Pioniertat. Denn wenn allen lebendigen Prozessen der Funktionalismus der Lebensenergie zugrunde liegt, dann gilt das auch für die ätherische Energie der feinstofflichen Körper. Wo ein Mensch mit seiner Heilung ansetzt, ob auf dem spirituellen Weg oder auf dem materiellen/grobstofflichen, hängt davon ab, für welchen Wahrnehmungskanal man offen ist. So kann es für jemanden sinnvoller sein, zuerst mit einer Körperpsychotherapie nach Reich (oder nach Lowen und Pierrakos, den zwei wichtigsten Schülern von Reich) zu beginnen, um die wichtigsten physischen Blockaden aufzulösen, unterdrückte Gefühle wieder zu fühlen und die Sinneswahrnehmungen zu erwecken, ehe man bereit ist, die transmaterielle Realität von Elementalen zu erkennen.

Reichs Körperpsychotherapie wurde unter anderem von Alexander Lowen (1910–2008) und von John Pierrakos (1921–2001) weiterentwickelt. Lowen gab ihr die Bezeichnung *Bioenergetische Analyse*. Nachdem Lowen mit Pierrakos einige Jahre zusammengearbeitet hatte, ging Pierrakos, inspiriert durch seine medial begabte Frau Eva, in seiner Arbeit mehr in die spirituelle Richtung, die er *Coreenergetik* nannte. Neben der reichianischen Körperpsychotherapie wird für Pierrakos ein spirituelles Ziel der Therapie wichtig: die Freisetzung der Core-Energien im Menschen. Das "Core" des Menschen, was man auch mit Herz, Wesen, Essenz oder Seele gleichsetzen kann, ist das Innerste in ihm, aus dem immer alle gesunden, guten, heilenden Kräfte kommen, die sich im Außen dann in entsprechendem Verhalten, Fühlen, Reden, Denken und Wollen zeigen. Meistens erkennt man dann den Wert der alten christlichen Tugenden der Liebe wieder. Spirituell ist die Coreenergetik insofern, als dass sie die Freisetzung dieser seelischen, essenziellen Kräfte dezidiert fördert, indem man die Schicht der negativen, destruktiven Störungen, die das Core verdecken, auflöst und bewusst macht, wie zum Beispiel Kontrolle, Machtmissbrauch, Hass, Verleugnung, Gleichgültigkeit und Gefühllosigkeit.

Pierrakos verfügte über die Gabe, die Aura und die Chakren seiner Klienten zu sehen. Er ließ Farbzeichnungen davon anfertigen. Er wiederholte die Experimente früherer Aura-Forscher und studierte die Auren seiner Patienten – ferner auch die von Bäumen, Pflanzen, Tieren, Wäldern und der Meere. Und er machte Vorschläge, wie man die Aura der Menschen zur Diagnose von Charakterstörungen und Krankheiten verwenden konnte. Dies alles ist in seinem Buch "Core Energetik" nachzulesen, in dem auch einige Abbildungen zu sehen, die den ätherischen Aufbau des Menschen zeigen. Hier sei vor allem auf die Abbildung "Die Energiefelder und -zentren (Chakren)" verwiesen.

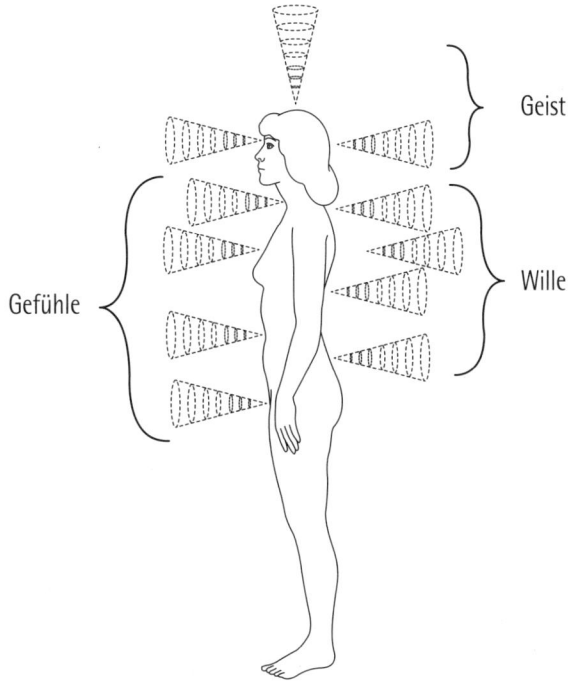

Die Energiefelder und -zentren (Chakren) nach Pierrakos*

In der indischen Tradition wird wenig über Chakren auf der Rückseite des Körpers ausgesagt.

Beobachtungen von Brennan und Pierrakos zeigen jedoch, dass den vorderen Chakren jeweils hintere Chakren entsprechen. Die vorderen Chakren

---

*Diese Abbildung finden Sie als farbige Abbildung unter:
www.silberschnur.de/vieregge.html.

regulieren die rezeptive Seite der Gefühle und geistigen Eindrücke, die hinteren Chakren regulieren deren assertive, aktiv ausführende Aspekte.

Die Chakrenpaare sollten harmonisch miteinander arbeiten, damit der Mensch gesund ist. Wenn zum Beispiel das hintere Stirnchakra (Drittes Auge) sich gegenläufig zum vorderen Stirnchakra bewegt, kann die Ausführung eines Gedankens in der Realität im Widerspruch zu einer vernünftigen Einsicht stehen. Wenn die hinteren Chakren schwächer pulsieren als die vorderen, dann mangelt es der Person im Allgemeinen an der Fähigkeit zur Umsetzung des Wahrgenommenen, Gefühlten oder Erkannten.

Die Abbildung ist eine abstrahierende Zeichnung von nur drei Auraschichten. Diese sind in Wirklichkeit feiner und durchsichtiger in ihrer Leuchtkraft. Blau erscheint das ätherische Doppel, das direkt auf der Haut aufliegt. Danach folgt der emotionale oder Astralkörper und danach der Mentalkörper. Von ihm strahlt der spirituelle Körper weit in den Raum hinein. In der Zeichnung werden im Unterschied zu den folgenden Abbildungen keine weiteren Schichtungen erkannt. Das 1. Chakra oder Wurzelchakra befindet sich zwischen den Beinen am unteren Ende der Wirbelsäule. Sein Trichter zeigt nach unten zum Boden; es fehlt in der Zeichnung.

(Aus: John Pierrakos: Core Energetik. Essen 1987)

Pierrakos hat vielen Menschen, die an seelisch-geistigem Wachstum interessiert waren, den Weg gezeigt, wie man bei anderen das Core wahrnehmen kann, auch wenn der andere sich gegen Liebe sperrt und negative Seiten zeigt. Für professionelle Therapeuten ist dieser spirituelle Aspekt besonders befriedigend, denn für Klienten wächst die Bereitschaft, die negativen Seiten bei sich selbst zu sehen und zu überwinden, wenn man sich von vornherein in seinem Core angesprochen fühlt.

Einen solch spirituellen Zugang zu anderen kann man nur gehen, wenn man selbst ein offenes Herz hat. Wenn man ein großes, liebendes Herz hat, sieht man auch bei anderen über die materielle Realität der derzeitigen Persönlichkeit hinweg und erkennt die verborgenen Schätze des Core, die sich noch nicht in der physischen Realität manifestiert haben. Trotz dieser Sehergabe konnte Pierrakos aber die Elementale in dem feinstofflichen Körper nicht sehen. Er war sich aber deren Bedeutung bei der Heilung bewusst und bemerkte einmal, derjenige sei für ihn ein wahrer Meister, der die Gedankenformen sehen und transformieren könne. Er wies deshalb immer wieder auf Leadbeater hin, der diese Gabe besaß. Pierrakos hatte auch von Daskalos gehört und wollte ihn treffen; aber Daskalos starb, ehe Pierrakos diesen Wunsch in die Tat umsetzen konnte.

Eine der bekanntesten Schülerinnen von Pierrakos, die ihre mediale Begabung so weit entwickelte, dass sie in dem emotionalen und mentalen Körper die Intentionen und Störungen lesen kann, ist Barbara Brennan. Brennan leitet seit 1982 in Florida die von ihr gegründete "Barbara Brennan School of Healing". Mit Unterstützung qualifizierter Lehrer werden seit dieser Zeit Menschen vieler Nationen in der Behandlung des Energiefeldes von Kranken oder von Menschen, die an spirituellem Wachstum interessiert sind, ausgebildet. Es ist eine der erfolgreichsten Einrichtungen dieser Art auf der Welt. Die Studenten lernen zunächst, eine Beziehung zu ihrem persönlichen geistigen Lehrer oder Führer zu finden, damit sie ihre Arbeit in den Dienst des Patienten oder Klienten unter göttliche Leitung stellen, um ihre Arbeit nicht egozentrisch auszurichten. Dazu lernen sie, ihre Arbeit mit einer Meditation zu beginnen, um sich für die kosmische Energie in ihrem Energiefeld und dem des Klienten zu öffnen. Zu den Behandlungstechniken gehören unter anderem das Wahrnehmen der Aurafelder, das Channeln (Kanalisieren) der subtilen ätherischen Energie, um sie in schwache Zonen der Chakren ein- oder auszuleiten oder auszubalancieren, das Scannen der verschiedenen Auraschichten am Körper mit den Händen für eine energetische Diagnose oder das Auspendeln. Ferner gehören dazu die Visualisierung von für die Heilung stimmigem farbigem Licht und seine Weiterleitung in die Chakren oder feinstofflichen Körperschichten. Dies sind Werkzeuge, die heutzutage jeder ausgebildete Geistheiler kennt und benutzt. Von Pierrakos übernahm Brennan auch die Arbeit an den Charakterstrukturen mittels coreenergetischer Therapie, damit die zukünftigen Heiler ihre wichtigsten psychosomatischen Blockaden kennen und transformieren, ehe sie sich mit dem Ätherkörper befassen. Dadurch verhindert Brennan, dass die Heiler eine Spaltung zwischen der psychophysischen Realität und der spirituellen, transpersonalen Realität machen und in die narzisstische Falle tappen. Für unsere Thematik ist wichtig zum Ersten, dass Brennan – wie auch schon spirituelle Heiler vor ihr – richtig erkannt hat, dass jedes Leiden sich zuerst in den feinstofflichen Körpern, das heißt zumindest auf mentaler Ebene zeigt. Wenn es hier behandelt wird, erspart man den Menschen körperliches Leid und die damit verbundenen hohen Behandlungskosten. Zum Zweiten ist es ein Novum in der Geschichte des energetischen Heilens, dass sie ihren Studenten beibringt, den Zusammenhang zwischen Charakterstruktur und Energiefeld wahrzunehmen und für die Therapie zu nutzen. Damit integriert sie die Arbeit von Wilhelm Reich und von John Pierrakos in ihr Projekt. Charakterstrukturen sind im physischen Körper, den Gefühlsbewegungen (Emotionen) und im Denken auffindbare Störungen oder Blockierungen des freien natürlichen Pulsationsrhythmus der Lebensenergie. Es würde zu weit führen, die fünf Störungstypen hier zu beschreiben, die man in der Charakterstrukturanalyse der Körperpsychotherapien nach Reich (CoreEnergetik, Bioenergetik und andere) verwendet.[27] Ich möchte aber an einem Beispiel die Wirkung von Geist/Verstand, Gefühl und Intention auf die Aura aufzeigen, die Brennan aufgedeckt hat.

Vielleicht kennt der eine oder andere Leser Menschen, die schlecht allein sein können und immer nach jemandem Ausschau halten, den sie brauchen. Man fühlt, dass sie sich regelrecht an einen klammern und ständig etwas haben wollen, ohne etwas herzugeben: deine Nähe, vielleicht deine Bücher oder deine Reiseerfahrungen. Oder sie vermitteln das Gefühl, dass du dich gezwungen fühlst, ihnen ständig zuzuhören; denn dieser Typus redet unaufhörlich, und zwar meistens Belangloses. Man hat in seiner Nähe das Gefühl, ausgelaugt und müde zu werden; man fühlt sich festgehalten, wenn man längst gehen will. Und kaum hat man den Ansatz gemacht, auch etwas von sich zu erzählen, füllt dieser Typus den Raum wieder mit eigenen Worten. Wenn man dann nach Hause geht, fühlt man sich irgendwie leer. Brennan hat die Aura von diesem Charaktertypus beobachtet und so beschrieben: Das Energiefeld ist um den Kopf herum enorm ausgedehnt und zeigt nach außen stechende, unruhige Vibrationen, während es abwärts zum Rumpf und den Beinen eng und schwach ist. Das entspricht der Unmenge von unfokussierten Gedanken und Wörtern, die aber, weil es wenig Energie unterhalb des Kopfes gibt, ohne tiefe Gefühle oder einen bodenständigen Sinn sind. Kurz, sie sind purer Intellektualismus ohne Leben und Bezug zur konkreten Realität. Andererseits zeigen sich in der Energieblase über dem Kopf Energieströme von außen nach innen, mit denen sich die Blase auflädt. Das entspricht der Neugierde, dem ständigen Drang, etwas von anderen haben zu wollen, der Saugbewegung, die diesem Charaktertypus eigen ist. Wir sprechen hier über die orale Charakterstruktur, und zwar über deren energetische Disharmonien. Natürlich gibt es eine traurige Kindheitsgeschichte, warum man so geworden ist, und natürlich gibt es von der Coreenergetik her gesehen wunderbare Core-Qualitäten, in diesem Menschen innewohnen, zum Beispiel sein lebhaftes Interesse an allem Neuen, seine inspirierende Neugier. Uns kam es lediglich darauf an zu zeigen, dass der feinstoffliche Körper ein lebendiger Organismus eigener Art ist, der den physischen Leib umgibt, und dass er sich wie ein Negativphoto zum sichtbaren Positivphoto verhält; denn in ihm sind die psychosomatischen Strukturen schon vorhanden, ehe sie für die normalen Sinne wahrnehmbar werden.

Traumatische Erfahrungen aus der Kindheit werden in der Aura beim Scannen durch den Heiler fühlbar als "Blocks", der behandelte

Klient erlebt sie emotional als "erstarrtes Bild" (Brennan), in dem die frühe Schmerzerfahrung eingekapselt ist. Es ist die Abwehr um die ursprüngliche Wunde herum, die das Leben des Klienten erschwert und permanent verletzt, nicht die wiedererinnerte Wunde selbst. Die Abwehrkapsel um die Wunde herum, die so etwas wie einen Zeitblock darstellt, sorgt dafür, dass der alte Schmerz nicht vorbei sein darf, und das belastet erheblich das Erleben im Jetzt. Das Bild, das der Klient "sieht", wenn er dem Block nahekommt, ist also eine Illusion, eine Selbsttäuschung. Brennan beschreibt, wie überraschenderweise der Schmerz der Ursprungswunde weicht, wenn die Abwehr aufgelöst wird. Das hängt damit zusammen, dass der größte Schmerz, den sich Menschen selbst zufügen, darin besteht, dass man sich vom lebendigen Leben trennt, wenn man alle Kraft in die Abwehr der Ursprungswunde investiert. Dagegen erlebt man eine beglückende Befreiung zu neuer Lebendigkeit, wenn man die Abwehrschale durchbricht. Der dann wiedererlebte Schmerz der Ursprungswunde wird in Liebe und tiefer Weisheit erfahren, dass Schmerz zum Leben gehört, dass man ihn mit anderen teilt und dass er schließlich vorbei sein darf – was er in der Tat auch ist. Es gibt viele solcher "erstarrten Bilder" im feinstofflichen Körper des Menschen. Und sie alle prägen unser Verhalten auf unglückselige Weise. Wenn wir später die Natur der Elementale in den Lehren von Daskalos und ihre Transformation und Heilung behandeln, werden wir genauer darstellen, dass diese Blocks in der Aura spezifische mentale Inhalte im Sinne negativer Kernüberzeugungen haben. Es mutet wie ein Rekurs auf das spirituelle Wissen der griechischen Antike an, wenn Brennan den eigentlichen Schmerz aller dieser Wunden auf den Glauben zurückführt, "dass jeder von uns getrennt ist, getrennt von allen anderen Menschen und getrennt von Gott."[28] Dieser Urschmerz wird Kindern schon sehr früh zugefügt, oft gleich nach der Geburt. Auch das weit verbreitete negative Bild vom göttlichen Willen, das an falsche Autoritätskonzepte geknüpft ist, entstammt dieser Urverletzung. Das Umgekehrte gilt aber auch: Wenn man von allen Illusionsblocks gereinigt ist, wird man das Wirken der Essenz oder der Core-Energie als ultimative Realität erfahren. Dafür Worte zu finden, ist nur annäherungsweise möglich. Manchmal wird die Essenz als Heiliger Geist beschrieben, manchmal als Soheit des Seins. Man erlebt sich mit allem verbunden, als eins mit dem Universum. Wir gelangen zu glückseligen mystischen Erfahrungen.

Was bei Brennan nicht zur Sprache kommt, ist das Auftreten illusionsfreier Geistwesen in den höheren Auraschichten, die den Menschen Botschaften über seine göttliche Natur und seinen spirituellen Auftrag in diesem Leben geben. Darüber wird in den Kapiteln über die Lehre von den Elementalen bei Daskalos und über die Transformation in der Etherikos-Arbeit zu sprechen sein (vgl. Kap. V).

So führt die Befassung mit dem Wesen der Lebensenergie über den Weg physikalisch-naturwissenschaftlicher Erforschung des Lebens hinein in die Erforschung der Natur von geistig-spiritueller Erfahrung.

Eine weitere bekannte und international anerkannte Heilerin, die sich mit der wissenschaftlichen Erforschung der Energiefelder und Chakren befasst und das spirituelle Heilen lehrt, ist Rosalyn L. Bruyère (geb. 1941 in den USA). Von ihr gibt es ein Einführungsbuch über die psychophysische Struktur der Chakren, das 1989 erschienene "Wheels of Light. A Study of the Ckakras", das auch auf Deutsch erschienen ist.[29] Ein Folgeband befasst sich mit den Funktionen des Wurzelchakras, des ersten Chakras.[30] Das Schöne an diesem reich bebilderten Buch ist, dass es sich nicht nur mit den energetisch-medizinischen Aspekten befasst, sondern uns auch einen Einblick in das Wissen und die Arbeit mit diesem Chakra in den alten Kulturen der Ägypter, Griechen und Inder gibt. Leider gibt es seitdem keine Folgebände über die anderen Chakren.

Bruyère hat ein spirituelles Heilungszentrum in den USA gegründet, das Healing Light Center in Glendale, Kalifornien. Sie lehrt dort und auch in Deutschland. Ihre Arbeit basiert auf den Erkenntnissen der Forscherin Dr. Valerie Hunt, die elektronische Aufzeichnungen an Aurafeldern und den Chakren von Menschen machte, die meditieren und Aurabehandlungen oder die körpertherapeutische Behandlungen des "Rolfing" erhielten. Die Wellenformen der einzelnen Chakren, die Frequenzen, Amplituden und die Dauer der Ausstrahlungen stimmen mit den Aura-/Chakrafarben überein, die medial begabte Heiler zu allen Zeiten sahen. Hunt kommt unter anderem zu dem Ergebnis, dass die Frequenzen der Aurafarben nicht denen des Lichts entsprechen, sondern viel höher liegen.

Bruyère erinnert daran, dass in den Zeiten, ehe die Kirchen das Monopol über Heilerfahrungen durchsetzten, das Wissen um Wesen und Wirken der Chakren Teil der Lebenserfahrung war. Wir werden sehen, dass das auch für die theosophischen Schulen gilt, deren Erfahrungswissen später von der Moderne als "Geheimlehre" oder "Esoterik" negativ bewertet wurde. Neben Hunt bezieht sich Bruyère auch auf die Untersuchungen von W. Penfield, K. Pribram, R. O. Becker und W. A. Tiller, um die Interdependenz von Chakra, Aura und Geist (Bewusstsein) zu belegen. In Kapitel II/4 werden wir genauer auf die modernen Forschungen eingehen.

Ein sich drehendes Chakra erzeugt das Energiefeld, und die Energiemenge bestimmt die Farbe im Aurafeld. Wichtig für unsere Betrachtung der Vorgänge im subtilen Körper ist der Befund, dass ein Gedanke im Energiefeld einmal ein statisches und ein andermal ein dynamisches Muster bilden kann. Der Denkprozess als solcher ist ein ständiges dynamisches Energiefeldmuster. Dabei führt das Feld dem Denker Energie zu und empfängt von ihm Energie. Wenn der Denkvorgang abgeschlossen ist, wird der Gedanke als statisches elektromagnetisches Feldmuster in der Aura abgespeichert. Bruyère sagt es nicht, aber wir können diesen abgespeicherten Gedanken mit Daskalos "Elemental" nennen, ähnlich den "erstarrten

Bildern", von denen Brennan spricht. Statisch gewordene Frequenzen im Aurafeld haben natürlich Auswirkungen auf die Realitätswahrnehmungen des Menschen. Man kann sie den sprichwörtlichen Balken im Auge nennen. Sie verformen den natürlich Fluss der Energie von Chakra zu Chakra und damit auch das Denken. Der natürliche geistige Fluss, der auch als Kundaliniprozess bekannt ist, durchläuft nach Bruyère folgende Schritte: Eine lebendige Information tritt über die Füße und Beine von außen an uns heran und wird im ersten Chakra registriert; daraus entsteht ein Gefühl im zweiten Chakra. Dann kommt eine erste Meinung/Bewertung dazu im dritten Chakra, und das löst eine zweite, mit einem Gefühl verbundene Erkenntnis im vierten Chakra aus. Im fünften Chakra entsteht die Antwort darauf oder die Aussage dazu. Im sechsten Chakra führt das zu einer höheren und integrierenden Einsicht, und im siebten Chakra geht man darüber hinaus, lässt jede Anhaftung und Abhängigkeit an das Ego los und berührt das formlose Bewusstsein, das uns Allverbundenheit erfahren lässt, als Ganzes.[31]

Wenn man sich mit Chakren befasst, kommt man nicht umhin, sich auch mit dem feinstofflichen Körper zu befassen. Wenn man sich mit dem feinstofflichen Körper befasst, wird man sich mit dem Verhältnis von Materie, Geist und Seele befassen, und wenn man sich damit näher beschäftigt, wird man danach fragen, wie sich Körper, Gefühle, Gedanken, Intuitionen und transpersonale, meditative Erfahrungen aneinanderfügen, und so wird man zu kosmologischen Systemfragen geführt. Das haben alle mittelalterlichen und spätmittelalterlichen Mystiker getan. Im 19. und frühen 20. Jahrhundert haben diese Tradition die theosophischen Schulen fortgesetzt.

Deren bedeutendste Vertreter waren Anni Besant, Helena Blavatsky, Alice Bailey, Charles W. Leadbeater und Olcott. Sie hatten die Theosophische Gesellschaft Adyar in Chennai/Südindien (damals Madras) gegründet und geführt. Teils waren sie hellseherisch begabte Persönlichkeiten, die die Aura- und Chakraforschung weiter betrieben, teils gründeten sie eigene spirituelle Systeme, wobei sie in Wechselbeziehung zu den alten indischen Weisheitslehren standen. Charles W. Leadbeater hat seine Beobachtungen über Chakren und die menschliche Aura in den 20er Jahren des 20. Jahrhunderts malen lassen und in Farbdrucken veröffentlicht.[32]

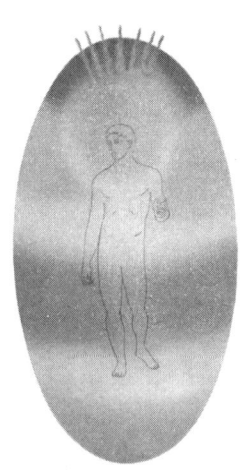

Der Mentalkörper des Höherentwickelten nach Leadbeater*

Dies ist eine generalisierte, abstrahierte Zeichnung. Die golden strahlende Aura um den Kopf entsteht durch ein weit offenes 6. und 7. Chakra. Dadurch erfährt man eine tief beglückende Verbindung mit dem unendlichen Kosmos und den göttlichen Wesen. Ihre Gestalt ist abhängig vom kulturellen Umkreis und auch von der praktizierten Meditation. Violett ist die Farbe des Dritten Auges und ermöglicht Hellsehen und intuitives, klares Denken. Nach Gelder Kunz bedeutet das Grün zu Füßen des Körpers ein Geerdetsein durch Arbeit und praktisches Tun. Rosarotes Licht zeigt liebende Zuneigung in persönlichen Beziehungen an. Hellblau um den Oberkörper bedeutet die Verbindung zu hohen geistigen und religiösen Idealen. Der Herzbereich ist von den zarten Farben für selbstlose Liebe umgeben, die hier aber nicht stark ausgeprägt ist. Der Lichtkörper strebt aufwärts, was ein Bewusstsein widerspiegelt, dass zu höheren geistigen Dimensionen aufsteigt.

Die Abbildung gibt nur einen blassen Schimmer der in Wirklichkeit enorm strahlenden Lichtfarben wieder.

(Abb. aus: C. W. Leadbeater: Der sichtbare und der unsichtbare Mensch. Grafing 2004)

Die Wiedergabe der Chakraformen und -farben deckt sich mit den Angaben, Bildern und Drucken aus altindischen tantrischen Darstellungen. Neu dagegen war, dass Leadbeater auch die Auren von Menschen in verschiedenen seelischen Erregungs- und Bewusstseinszuständen, die er, wie er behauptet, gesehen habe, farblich wiedergab. So sieht man in seinem Werk "Der sichtbare und der unsichtbare Mensch" gemalte Bilder vom Astralkörper (emotionaler Körper) eines "Wilden" oder den Kausalkörper eines "Durchschnittsmenschen" oder man sieht die Aura eines Menschen, der durch ein starkes Furchtgefühl erregt ist. Weil Angaben zur Person fehlen, muss man davon ausgehen, dass diese Bilder Typisierungen sind.

Der Kausalkörper des Höherentwickelten nach Leadbeater*

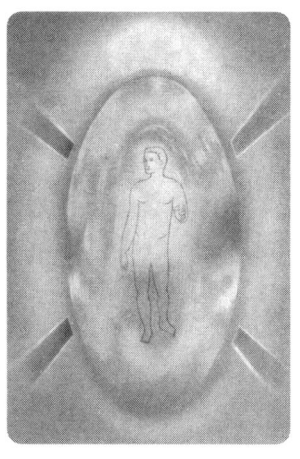

Dass der Lichtkörper wie ein Ei um den physischen Körper liegt, wird häufig in der spirituellen Literatur, die auf Selbsterfahrung beruht, bezeugt. Er ist nach dem ätherischen Doppel, dem Emotionalkörper und dem Mentalkörper der vierte feinstoffliche Körper. Über diesen Körper kommt das heilende göttliche Licht zu uns, das uns von den negativen Denkformen (Elementalen) im Mentalkörper reinigt. Er steht mit dem Atman-Raum oder dem Raum der unsterblichen Seele in Verbindung. Seine Farben sind in Pastelltönen gehalten. Seine Ausdehnung hängt vom Grad der Selbstverwirklichung und der Gnade Gottes ab; er kann unermesslich viele Räume erreichen und deren Informationen wahrnehmen.

---

* Die beiden Leadbeater-Abbildungen finden Sie als farbige Bilder unter www.silberschnur.de/vieregge.html.

65

Zu der folgenden Zeichnung sagt Leadbeater: "Wie unmöglich ist es, all diese Pracht [des Kausalkörpers] auf dem Papiere darzustellen ... Man wird bemerken, dass sich von seinem Kausalkörper Ströme solcher Kräfte nach verschiedenen Richtungen hin ergießen, denn seine Selbstlosigkeit, die nur zu helfen und zu geben wünscht, macht es möglich, dass die göttliche Kraft immer auf ihn herabfließt, um durch ihn andere zu erreichen, die noch nicht fähig sind, sie direkt zu empfangen ... Die Krone glänzender Funken, die vom oberen Teile der Hülle ausgehen, verkündet das tätige geistige Streben und gibt der Erscheinung besondere Schönheit und Würde."

(Abb. und Text aus: C. W. Leadbeater: Der sichtbare und der unsichtbare Mensch. Grafing 2004)

Um eine Vorstellung von der Größe des Kausalkörpers eines Avatars zu haben, sei auf Leadbeaters Werk (Seite 131) hingewiesen.

Neu ist ferner, dass Leadbeater offensichtlich Gedankenformen in der Aura in Form von farblichen Mikrostrukturen "sehen" konnte. Einige der abstrakten Energiegestalten sind sofort nachvollziehbar, zum Beispiel wenn ein Zornesausbruch in der Aura als scharfe gelbbraune Blitze erscheint oder wenn selbstsüchtige Gier in Form von schmutzig gelben Haken erscheint, die nach etwas greifen, oder wenn ungerichtete erregende Liebe als rosarote Wolke zu sehen ist. Barbara Brennan schildert manchmal ähnliche Energieformen in den Auren der Charakterstrukturen. Andere Gedankenformen sind schwerer zu entschlüsseln. Aber sie wirken für sich, wenn man mit offenen Sinnen schaut, und sie beeindrucken seelisch.

Aus der Zeit, in der Leadbeater und Besant ihre Aurabilder publizierten, stammen auch die Aurabeobachtungen von Dora van Gelder Kunz (1904–1999). Sie fiel früh durch ihre hellseherischen Fähigkeiten auf und konnte mit Naturgeistern Kontakt aufnehmen. Leadbeater schulte sie, genaueren Gebrauch von ihren medialen

Begabungen zu Heilzwecken zu machen. In den USA gründete sie 1927 mit ihrem Mann die Theosophische Gesellschaft von Amerika, ein Ableger der indischen Ursprungsgesellschaft. In den 70er Jahren entwickelte sie die Therapiemethode der "Therapeutischen Berührung", die sich seitdem über die ganze westliche Welt ausgebreitet hat. Danach half sie in den USA Ärzten bei der Diagnose und Behandlung schwieriger Fälle durch die Auradiagnose und Auraheilung. Kunz konnte mit den Devas kommunizieren und sie darum bitten, die Erde zu heilen und zu erhalten. Devas sind auch im Hinduismus und Buddhismus bekannt; es sind weibliche Gottheiten, die sich dem Schutz und der Bewahrung der Naturelemente widmen und von Mutter Erde und von Gott (Krishna, Vishnu) geführt werden. In den späteren Jahren publizierte Kunz viele Bücher über Naturgeister, die Aura und die Chakren. Für das Buch "The Personal Aura", erschienen 1991, hat sie die Auren mehrerer ihrer Klienten, wie sie sie gesehen hat, von der Malerin Juanita Donahoo malen lassen.[33] Sie sind nicht nur viel genauer als die von Leadbeater, sondern sie geben auch die Gedankenformen – positive sowie krankmachende – detaillierter wieder. Jedes Aurabild wird von Kunz gedeutet. Man findet zwar oft die Farben für die häufigsten Seelenzustände wie schon in früheren Publikationen wieder, zum Beispiel Blau und Violett für spirituelle Ziele, Rosa für Liebe und Zuneigung; aber erstaunlich sind die vielfarbigen und vielgestaltigen kleinen phantastischen und geometrischen Formen in der Aura, die an Gemälde surrealistischer Maler wie Miro erinnern. So sieht man in der Aura eines Umweltaktivisten, die Kunz bildlich wiedergibt, in einem grünen Auraband auf der Höhe des Unterleibs drei grüne Tannen. Gelder Kunz erläutert, diese Lichtsymbole seien aus der längeren Visualisierungspraxis des Klienten entstanden und würden für ihn Frieden und Harmonie symbolisieren. Kunz gibt Deutungen, die mit den Lebensschicksalen und Handlungsmustern ihrer Klienten in Beziehung stehen. Sie macht generalisierte Feststellungen über die Verteilung der Aurafarben im Feld, so zum Beispiel über das grüne, quer zum Körper laufende Band auf der Höhe des Solar-plexus bei Erwachsenen, welches die praktische Handlungskraft des Menschen anzeigt, während dunkelrote kleine Wirbel im un-teren Aurafeld Reste von Konflikten in der Kindheit anzeigen würden; wie überhaupt die Farben der Aura unterhalb der Füße die Erfahrungen aus der Kindheit wiedergeben würden.[34] Aber zu den Gedankenformen macht sie keine schematisierbaren Aus-sagen. Wenn ich später im Hauptteil des Buches die Elementale im feinstofflichen Körper darstelle (Kap. IV), kann ich allgemeinere Aussagen machen.

Der feinstoffliche Körper aus östlicher Sicht

Lange bevor die Pythagoräer im antiken Griechenland die Lichtnatur des Menschen "schauten", wurden auf der östlichen Seite des Globus die Visionen der Rishis, der vedischen Seher, über die Schöpfung und die Essenz des Menschen in den Veden niedergeschrieben (zwischen 1000 und 500 v. Chr.), die sie über Jahrtausende in mystischer Schau, tiefer Stille und Meditation von Gott empfangen hatten und von Generation zu Generation an Schüler weitergaben. Der letzte Teil der vier heiligen Bücher der Veden sind unter anderem auch die Upanishaden.

*Gottes*erkenntnis ist *Selbst*erkenntnis ist *Licht*erkenntnis, sagen die Rishis in der Brihadaranyaka Upanishad, wo es heißt:

"Wahrlich, diese Welt war am Anfang Brahman, dieses allein wusste sich selbst. Und es erkannte: 'Ich bin Brahman!' Dadurch ward es zu diesem Weltall. Und wer immer von den Göttern dieses (...) inne ward, der ward eben zu demselbigen; und ebenso von den Rishis, und ebenso von den Menschen (...). Und auch heutzutage, wer also eben dieses erkennt – 'Ich bin Brahman!' –, der wird zu diesem Weltall; und auch die Götter haben nicht die Macht, zu bewirken, dass er es nicht wird. Denn er ist die Seele (atman) derselben. (I. 4. 20-22)

Diese Erde ist aller Wesen Honig, dieser Erde sind alle Wesen Honig; aber was in der Erde jener kraftvolle, unsterbliche Geist ist und was in Bezug auf das Selbst jener aus Körper bestehende, kraftvolle, unsterbliche Geist ist, dieser ist eben das, was diese Seele ist; diese ist das Unsterbliche, diese das Brahman, diese das Weltall." (II. 5.14)

In der von Paul Thieme übertragenen Fassung heißt derselbe Vers anschaulicher:

> "*Dieses Selbst ist der Honig (= die Essenz) aller Lebewesen. Alle Lebewesen sind der Honig dieses Selbst. Dieser aus Licht bestehende, aus Unsterblichkeit bestehende Mann* (gemeint ist: die Seele) *in diesem Selbst* (gemeint ist: der Körper) *und dieses Selbst* (gemeint ist: das geistige Substrat der Identität) – *dieses letztere Selbst ist dieser aus Licht bestehende, aus Unsterblichkeit bestehende Mann. Es ist die Unsterblichkeit, es ist das brahman, es ist alles.*"[35]

Der Begriff "Selbst" ist nicht im westlich-psychologischen Sinn gemeint; es ist ein mystisch-esoterischer Begriff und könnte eher als geistige Essenz der Identität umschrieben werden; ebenso ist unter "Licht" nicht das mit normalen Sinnen wahrgenommene Sonnenlicht zu verstehen, sondern eher ein metaphysisches Licht oder ein Überlicht, denn es ist "Heilig-Geist-haltig". Man sieht es erst, wenn man das Bewusstsein auf die feinstofflichen Ebenen des Geistes anhebt. Rational nachvollziehbar sind diese Aussagen niemals, wir müssen sie als Umschreibungen der "Erfahrung der Einheit des innersten Wesenskernes des Menschen mit der absoluten Quelle allen Lebens" nehmen, wie Peter Michel es in seinem Vorwort zur neuen Ausgabe der Upanishaden sagt.[36] Wir, die wir die Texte mit normaler Alltagsvernunft lesen, können aber auf die sinngemäß gleichen Worte von Mystikern aller Zeiten verweisen, um ihnen Wahrhaftigkeit und Gültigkeit zu unterstellen.

Das allen Erscheinungen der Universen Zugrundeliegende und was ihnen zugleich innewohnend, was ewig, unvergänglich und unteilbar das Eine ist – das ist GOTT.

Das, was wir wahrnehmen, ist nur mittels einer Spaltung in erkennendes Ich und erkanntes Objekt wahrnehmbar. Dieses

Wahrgenommene ist vergänglich und wird in der altindischen Advaita-Lehre, der Lehre von der Non-Dualität der letzten Wahrheit, als Täuschung – Maya – genannt. Maya ist relative Wahrheit vom Absoluten aus gesehen. Das Absolute, Gott, liebt es, sein Sein als Spiel (*lila*) in den Welten der Erscheinungen oder Phänomene erscheinen zu lassen. Krishnas ewig göttliches Spiel im Paradies Goloka, wo er als junger Gopala (Kuhhirte) mit den Gopis und Gopas tanzt und auf der Flöte spielt, drückt die transzendente Heiterkeit, Leichtigkeit, und Metafreude, die Glückseligkeit des Brahman aus. Es ist essenziell nicht die Welt (die wir Menschen mit unseren Sinnen erkennen), zugleich aber ist es in den Welten wirkend anwesend. Auch das Ich-Bewusstsein ist eine solche Projektion des Absoluten (oder SELBST). Wenn das Bewusstsein des Menschen diese Unterscheidung erkennt und auch noch die Identifizierung mit dem "Ich, der das erkennt" durchschaut und überwindet, wird der Mensch zu Gott (das Absolute, das SELBST). Er wird dann das, was er schon immer war, das SELBST oder Brahman.

Die alten Veden bis hin zu den Upanishaden und der Bhagavadgita und die Lehren Buddhas befassen sich mit den Wegen dahin, mit den Ursachen für das Entstehen von Maya, mit den Unterscheidungen von Selbst und Nicht-Selbst, mit den Verstrickungen des menschlichen Bewusstseins in die Welt der Objekte, mit den ichbezogenen Gedankenformen und mit den daraus folgenden Leiden des Daseinskreislaufs (Samsara) und mit der ursprünglichen Einheit der menschlichen Seele mit dem Atman-Brahman, der höchsten Seele.

In den Veden wird das Absolute oder das Selbst als der Atman bezeichnet. Das ist ein etwas schillernder Begriff. Mal meint man damit materialistisch das Selbst im Leib, mal findet man es in der individuellen Seele und dann ist der Atman in der höchsten Seele zu finden.

Der Atman ist das erkennende Subjekt in jedem von uns, bleibt aber selbst unerkennbar, denn er ist in das "Unvergängliche"

(*aksharam*) eingebettet, von dem es in der Brihadaranyaka-Upa-
nishad heißt:

> *"(...) es ist nicht grob und nicht fein, nicht kurz und
> nicht lang; nicht rot (wie Feuer) und nicht anhaftend
> (wie Wasser); nicht schattig und nicht finster; nicht
> Wind und nicht Äther (Raum); nicht anklebend (wie
> Lack); ohne Geschmack, ohne Geruch, ohne Auge
> und ohne Ohr, ohne Rede, ohne Verstand, ohne Le-
> benskraft und ohne Odem; ohne Mündung und
> ohne Maß, ohne Inneres und ohne Äußeres; nicht
> verzehrt es irgendwas, nicht wird es verzehrt von ir-
> gendwem."* (III,8,8)

Sinngemäß stimmt die Kernsutra des Buddhismus, "das Sutra
vom Herzen des transzendenten Wissens" (auch: Herz-Sutra), mit
den Aussagen der Veden überein. Auch dort heißt es, dass die fünf
Skandhas "leer jeglicher Natur" sind. Die fünf Skandhas sind "Daseinsfaktoren", mittels derer man die Welt wahrnimmt und beurteilt. Dazu gehören 1. die über die Sinnesorgane vermittelten
Empfindungen, 2. die Gefühle, 3. die Wahrnehmung als solche,
4. die Geistesformation (zum Beispiel Intention, Wille, Sehnsucht,
Reaktion/Interpretation des Wahrgenommenen, Bildung von Vorstellungen und Konzepten) und 5. das Bewusstsein (das Bewusstsein
über 1. bis 4., zum Beispiel das Denkbewusstsein, auch das Ich-
Bewusstsein). Alle Aussagen aufgrund dieser Skandhas haben
keine dauerhafte Substanz, sie enthalten kein Ich als inhärente
Größe, mithin bezeichnet der Buddhismus sie als illusionär. In
der Herzsutra heißt es deshalb unter anderem:

> *"(...) dass die Skandhas leer jeglicher Natur sind.
> Form ist Leerheit; ebenso ist Leerheit Form (...).
> Ebenso sind Gefühl, Wahrnehmung, Gestaltung und
> Bewusstsein Leerheit (...). Daher (...) gibt es in Leerheit
> (...) kein Auge, kein Ohr, keine Nase, keine Zunge,
> keinen Körper, keinen Geist (...) keine Unwissenheit,*

kein Ende der Unwissenheit bis zu keinem Alter und
Tod (...) keinen Ursprung des Leidens, kein Aufhören
des Leidens (...)."

Dass die Menschen sich an diese Daseinsfaktoren anklammern (anhaften), macht den Kern des Leidens aus, Nichtwissen um die Leerheit ist ebenso wie Nichtwissen um den Atman die Wurzel des Leidens. Deshalb ist das Durchschauen der Anhaftungsmodalitäten und ihr Überwinden durch Meditation, rechtes Studium und ein ethisch reines Lebens der Weg der Befreiung. Buddha hat in seinen Lehrreden den dazu notwendigen "Achtfachen Pfad" seinen Schülern erklärt.

Der Ort, wo der Atman im Leib des Menschen anzutreffen ist, ist das Herz. In der Kathaka-Upanishad (II, 4, 12) wird er wie folgt angesprochen:

"Zollhoch an Größe weilt inmitten
im Leib hier der Purusha,
Herr des Vergangnen und Künft'gen,
wer ihn kennt, ängstigt sich nicht mehr.

Wahrlich, dieses ist das!

Wie Flamme ohne Rauch, zollhoch
an Größe ist der Purusha,
Herr des Vergangnen und Künft'gen,
er ist es heut und morgen auch.

Wahrlich, dieses ist das!"

Unter "purusha" versteht man die Verkörperung Brahmans, den kosmischen Aspekt des Atman, im Weltall und folglich auch im Menschen. Daskalos hat in seiner Kosmologie ähnliche Einsichten formuliert: Der Mensch ist eine Schöpfung Gottes. Gott hat ihn aus dem Raum als heilige Monade ausgestrahlt, die durch das Urbild "Mensch" ging und zum selbstbewussten Seelenselbst wurde und sodann zunächst in Gestalt der permanenten Persönlichkeit aus ätherischer Vitalität bestehend erscheint. Die zeitliche Persönlichkeit, die wir alle kennen, ist demnach eine Projektion der permanenten Persönlichkeit. Diese kann man als Maske oder Hülle ansehen, die von der essenziellen permanenten Persönlichkeit getragen wird. Sinngemäß dasselbe ist gemeint, wenn es in den heiligen Schriften Indiens heißt, der Atman werde umhüllt vom menschlichen Körper, wozu auch der feinstoffliche Körper gehört; diese sind die Schatten des transmateriellen Lichts, das vom Atman ausstrahlt. Der Atman bleibt aber, obwohl er in den Menschen (wie das heilige selbstbewusste Seelenselbst nach Daskalos) eingegangen ist und das höchste Erkenntnisorgan darstellt, außerhalb des Menschen in völliger Unversehrtheit und Reinheit bestehen und wird vom Leiden des Menschen nicht berührt oder beschädigt. Denn er ist Teil des Brahman, des grundlegenden kosmischen Bewusstseins in und jenseits der wandelbaren Welt. Die Einheit mit dem Atman zu erfahren ist die höchste Glückseligkeit: sat-chit-ananda (Sein-Bewusstsein-Glückseligkeit).

Die Yogasikha-Upanishad schildert den (idealtypischen) Prozess, mit dem ein Yogin den Atman aus dem physischen Körper und aus den Verstrickungen im Daseinskreislauf freisetzt. Der hier angesprochene Kundaliniprozess ist in vielen indischen Schriften als Aufsteigen von Feuerlicht vom Wurzelchakra aufwärts durch die Wirbelsäule und durch alle Chakren hindurch bis zum Scheitelchakra beschrieben worden, wo es, wenn es austritt, zur mystischen Einheitserfahrung mit dem Brahman führt. Dieser Vorgang wird für den Yogin durch einen spirituellen Meister begleitet, der dafür sorgt, dass die Kundalinikraft den Adepten nicht schädigt. Bekannt ist die Kundalinierfahrung von Gopi Krishna, der sie ohne vorbereitende geistige Schulung erlebte.[37] Wie der Entgleisung der Kundalinikraft vorgebeugt werden kann, um psychische Erkrankungen zu vermeiden, hat Lee Sannella erklärt.[38]

Unser Weg in diesem Buch ist der sanfte Weg der sukzessiven Reinigung von negativen Gedankenformen, die sich im feinstofflichen Körper aufhalten. Auch diese Kenntnisse basieren auf jahrtausendealten Erfahrungen der Rishis und Mystiker. Zur Erinnerung: Der Mensch kann als Doppelnatur gesehen werden – seinem Wesen nach eine Verkörperung des Atman und demnach unsterblich. Den Atman kann er erkennen, weil das menschliche Bewusstsein die Präsenz von Brahman im Menschen (wie überall in den Universen) ist. Seiner anderen Natur nach ist die unsterbliche Seele (permanente Persönlichkeit nach Daskalos) aber umhüllt von Schichten der Maya, angefangen von der grobstofflichen Hülle bis hinauf zum Mentalkörper. Die Hüllen sind mehr oder weniger mit Ich-Funktionen (buddhistisch: skandhas) gekoppelt, so dass man sie die Hüllen des Egos nennen könnte. Die Kenntnis und Auflösung oder Überwindung dieser Hüllen, das heißt das Loslassen der Ego-Strukturen und Ego-Konzepte, befreit den Menschen und führt ihn zur glückseligen, permanenten Erfahrung des todlosen, wahren Selbst oder des Einsseins mit Atman-Brahman. Alle heiligen Bücher Indiens und des Buddhismus oder westlicher Mystiker oder des Neuen Testaments zeigen den Weg dahin.

Eine große Hilfe, die oft kryptischen Aussagen der alten Rigveda und Upanishaden zu verstehen, sind die Lehren des indischen Mystikers und Lehrers Sri Sankaracarya, auch Shankara genannt (788–820 n. Chr.). Für mich hat, neben den tiefen Einsichten von Daskalos, besonders sein Werk "Das Kronjuwel der Unterscheidung" eine zentrale Bedeutung für den spirituellen Hintergrund meiner Arbeit. Shankaras Beschreibungen des feinstofflichen Körpers bilden die Grundlagen für alle späteren Beschreibungen. Deshalb seien sie hier ausführlich wiedergegeben, versehen mit Kommentaren aus heutiger Sicht.[39]

Der feinstoffliche Körper *"von Anlagen und Neigungen geprägt, ist (...) die Folge und Frucht früheren Denkens und Handelns (...). Er hat seinen Ursprung in der Unwissenheit über das wahre*

Selbst.[40] Kommentar: Wie später bei den modernen Esoterikern bestätigt, enthält dieser Körper alle in der Kindheit aufgegriffenen Gedankenformen, von Daskalos "Elementale" genannt. Die Buddhisten bezeichnen die "Unwissenheit" als das eine von drei Grundübeln, durch die sich der Mensch in Leiden verstrickt. Von negativen Gedankenformen gereinigt, überlebt aber der feinstoffliche Körper den grobstofflichen Körper. Er wird bei den Griechen "Seelenkörper" oder "Lichtkörper" genannt (vgl. Kap. II, 1), das Lichtkleid, das die Seele umgrenzt.

Der feinstoffliche Körper ist nach Shankara in vier Hüllen gegliedert. Die erste Hülle ist der grobstoffliche Leib aus Haut, Fleisch, Knochen und so weiter. Kommentar: In den esoterischen Traditionen wird dieser Körper als grobstofflicher, materieller Körper bezeichnet und noch nicht als feinstofflicher. In allen spirituellen Schriften ist die Identifikation mit diesem Körper als "Ich" oder sogar "Selbst" die größte Leid (vor allem Angst) erzeugende Illusion; denn nichts ist vergänglicher. Fast die gesamte westliche säkulare Welt frönt aber der Verherrlichung und Sorge um diesen sterblichen Teil. Diese Einstellung wird auch als eine kollektive narzisstische Störung beschrieben. Der Körper wird nicht als Tempel der Seele geachtet, sondern als Vehikel des Egos missbraucht. Hinduistische Einsicht und buddhistische sind nahe verwandt. So heißt es zum Beispiel im "Herzjuwel der Erleuchteten", dem Grundtext des großen Lehrers Patrul Rinpoche (1808–1887), den der Weise und bedeutende tibetisch-buddhistische Lehrer Dilgo Kyentse herausgegeben und kommentiert hat:

> *"Den Körper für substanziell zu halten führt in Knechtschaft. Erkennst du ihn als die Gottheit, erscheinend und doch leer, ist er Chenrezig – nichts anderes als der erhabene Khasarpani (...)."*[41]

Die vom Ego gelenkte Wahrnehmung des Körpers als feste Struktur bewirkt, dass wir Leiden anziehen. Der erste Schritt zur Leidensüberwindung ist, sich der Sterblichkeit des Körpers bewusst zu werden. Zugleich ist die Überwindung der an den materiellen Körper anhaftenden Wahrnehmung der Weg zur Befreiung von Leiden. Alle Wege dahin, der Dharma, sind die Lehren, wie man sich die (egolose) Leerheit von festen Formen vergegenwärtigt. Hat der Geist erst einmal diese Stufe erreicht, erscheint der transparente unsterbliche "Körper" des Bodhisattva des Mitgefühls, Chenrezig.

Die zweite Hülle ist der **Energiekörper**. Es ist der Körper, in und durch den die Lebenskraft (Prana) wirkt. Prana durchdringt den physischen Körper in Gestalt der Atmung, der biochemischen Vorgänge (Essen und Verdauen), aber auch des Denkens, Redens, Sichbewegens und der sexuellen Aktivitäten. Kommentar: Mit Prana gleichbedeutend ist in der bioenergetischen Forschung die Orgon-Energie Wilhelm Reichs oder, aus früherer Zeit, das "Od" Karl von Reichenbachs. Diese Kraft selbst wird im **Ätherkörper** sichtbar, der von der Auraforschung inzwischen gut beschrieben wird. Er liegt mit einer Weite von sieben bis zehn Zentimetern der Haut unmittelbar auf. Näheres habe ich in Kapitel II, 2 beschrieben. Im Sterbevorgang löst sich der Ätherkörper in den Raum des folgenden Körpers hinein auf, was man auch "zweiten Tod" nennt.[42] Aus buddhistischer Sicht ist dieser Körper den samsarischen Aktivitäten Tun, Reden, unruhiges Hin und Her (Bewegung), Essen, Denken, Besitz und Schlafen unterworfen.

Die dritte Hülle nennt Shankara den **Mentalkörper**. Über ihn sagt er in Vers 167:

"Die Wahrnehmungssinne und das Gemüt bilden den Mentalkörper. Er ist die Ursache für den Ichsinn und die Vielheit der Dinge. Äußerst machtvoll im Erschaffen der Unterschiede von Namen und Formen offenbart er sich, indem er die vorher erwähnte Hülle – den Energiekörper – durchdringt."

Kommentar: Dieser Körper wird auch **emotionaler oder astraler Körper** genannt. "Gemüt" wird hier im Sinne der die Wahrnehmungen synthetisierenden und bewertenden Kraft des Denkens

77

(auch der Eingebung und des Gedächtnisses) gebraucht und ist mit dem "Ich" gleichzusetzen. Das Ichgefühl ist der Hauptaktionist, der einen Schleier vor die Wahrnehmung des wahren Selbst (den Atman) zieht. Der denkende Geist wirkt auch im Verlangen/dem Wunsch, die Gefühle, die wir haben, in unangenehme und angenehme aufzuspalten. Beides sind Weisen, am Wahrgenommenen anzuhaften. Auf solche Art werden Gedankenmuster und -formen geschaffen, die im Sanskrit *vasanahs* genannt werden. Sie verstricken den Menschen in Samsara, die Welt von Maya und verursachen ständige Verstärkung, weil das Ich sich in ihnen sich seiner selbst vergewissert, was letztlich die Spaltung in Ich und Objekte aufrechterhält. Wahrnehmung, Wünsche, Gefühle und Ichbezogenheit gehen ein Amalgam ein, das dann als Verhaltensformen, Überzeugungen und Glaubenssätze verdichtet erscheint. Diese aber verdunkeln die Seele des Menschen, sein wahres Selbst. Später werden wir sie als negative Elementale noch näher kennenlernen. Mehrfach beschwört uns Shankara, diese "Unreinheiten endloser, unabsehbarer Eindrücke, die im Gemüt haften" (Vers 274) aufzulösen, um unser Selbst zu sein. Gleiches strebt auch der Buddhist an, wenn er die sechs Sinnesobjekte Formen, Laute, Gerüche, Geschmack, Gefühle und Geist und die durch sie entstehenden fünf Emotionen Hass, Stolz, Begierde, Eifersucht und Unwissenheit (über die Leerheit aller Erscheinungen) in ihrem Illusionscharakter durchschaut.

Die vierte Hülle bezeichnet Shankara als den **Körper der Erkenntnis**. *"Dieser tritt als Handelnder in Erscheinung und ist für den Menschen die Ursache des Kreislaufs von Geburt und Tod."* (Vers 184) Es gibt hier einen graduellen Unterschied zwischen dem Mental- und dem Erkenntniskörper nach Shankara. Im Erkenntniskörper bildet sich die Einbildung, Körper, Sinne und Lebenskraft seien "Ich", seien das wahre Selbst, während sie das Nicht-Selbst repräsentieren. Das aber ist selbstbezogene Einstellung, die sich mit "Ich" als Handelndem identifiziert. Kommentar: Vergleicht man diese Beschreibung mit anderen Einteilungen, wie es Ken Wilber getan hat,[43] so spiegelt dieser Körper den intentionalen

Geist, verdichtet zu Begriffen und Meinungen wider; dann ist er Geistestätigkeit auf niederer Stufe, die noch mit dem grobstofflichen Körper verbunden ist. Brennan sieht in ihm ähnlich den mentalen Körper, der noch mit dem physischen Leib verbunden ist.[44] Es hat sich daher die Bezeichnung **Mentalkörper** eingebürgert.

Die fünfte Hülle heißt "**Der Körper der Glückseligkeit**". Shankara: *"Der Körper der Glückseligkeit ist ein Zustand, der sich als Unwissenheit offenbart, aber vom Widerschein der Glückseligkeit des Höchsten Selbst erhellt wird. Er hat das Merkmal der Freude und tritt in Erscheinung, wenn man erhält, was einem lieb ist."*[45] Meyer deutet die weiteren Verse von Shankara, dass dieser Körper essenziell unsere Unwissenheit über Gott (tamas) enthält. Die Glückseligkeit ist hier vorübergehend und verdeckt kurzfristig Kummer, Leid und Angst. Er ist aus guten Taten, selbstloser Liebe in Geist, Wort und Tat entstanden.[46] Daher nennt man ihn auch Kausalkörper. Aber er ist nicht die Offenbarung des Absoluten, sondern "nur" ihr Widerschein. Kommentar: In anderen Systemen des feinstofflichen Körpers nimmt der Glückseligkeitskörper eine Übergangsstellung ein zwischen den materiellen Bewusstseinseben und den transzendenten oder spirituellen. Weil er durch höhere, nichtegoistische Liebeserfahrung leuchtet, die auch in der personalen Liebeserfahrung mitschwingt, ist sein Zentrum das Herz. Hier eröffnet sich dem Menschen die seelische, immaterielle Ebene des Seins. Wenn man diesen Körper von negativen Elementalen des Narzissmus reinigt, erscheinen Formen des erleuchteten Geistes. Manche nennen ihn den Intuitionskörper, andere den höheren Astralkörper (zum Beispiel Brennan). Ich werde später, wenn ich über die Funktionen der Chakren in Beziehung zum feinstofflichen Körper spreche, näher auf diese Zusammenhänge zurückkommen.

Die Verhüllungen der höchsten absoluten Wirklichkeit ist der Neigung des Menschen zuzuschreiben, sich aus Wünschen, Neigungen und Eindrücken, die durch die Sinne entstanden sind, ein Selbstbild zu bauen, das er als Ich-Identität behauptet und vertritt.

Diese als *"vasanahs"* in den hinduistischen Schriften bezeichneten Verhaltens- und Gedankenmuster umlagern die Seele im feinstofflichen Körper oder das wahre Selbst und sind den Menschen meistens unbewusst. Selbst wenn er sich ihrer bewusst wird durch einen Reinigungsprozess, bleibt immer noch die Ichbezogenheit bestehen, indem man sich als Handelnden sieht; das betrifft auch die subtilsten Bewusstseinszustände. Im Buddhismus sind diese Neigungen unter dem Begriff *"kleshas"* bekannt. Dazu zählen Unwissenheit, Leidenschaft, Hochmut, Zorn und Eifersucht. Dort wie hier wird gesagt, dass sie dazu führen, dass der Geist getrübt wird und seine Offenheit einbüßt, indem das Bewusstsein sich *"auf bestimmte Dinge ausrichtet und an sie heftet; es verfestigt sich zu Knoten oder Komplexen, die am Ende zu Obsessionen werden und sich nicht nur kreisförmig wiederholen, sondern auch Energien binden, die sonst der Aufmerksamkeit und Bewusstheit zur Verfügung stünden."*[47] Wie soll das aufhören? Shankara sagt es so: *"Erkenne das Selbst, die innerste Seele, als Zeugin des Gemüts und seiner Gedanken und Gefühle! Überwinde die Vorstellung, das Nicht-Selbst sei das Selbst durch die Einsicht: 'Ich bin die Seele der Seele!'"*[48] Die *vasahnas* sind auch von unseren Eltern, Vorfahren und der Gesellschaft übernommen und binden uns in Unfreiheit. Deshalb kann Shankara radikal sagen: *"Was jenseits von Herkunft, Moral, Familie und Sippe, frei von Namen, Formen, Vorzügen und Mängeln ist, was die Dimensionen von Raum und Zeit überschreitet, das ist die Absolute Wirklichkeit, Brahman, das bist du. Meditiere darüber im Geist!"*[49] Wichtig ist die Unterscheidung von Gemüt, worunter die sterbliche Natur des Menschen einschließlich seiner Anhaftungen an den Körper, an Gedanken, Überzeugungen und Wunschgefühle und so weiter zu verstehen ist, und dem Atman, der Seele. Das Gemüt (die Psyche) projiziert ihre Wahrnehmungen auf die Seele und hält sie dann irrtümlich für das wahre Selbst. Wenn der Geist Zeuge dieses Vorgangs wird, hat er sich aus den Fesseln an die samsarische Welt befreit.

Das Wissen der Upanishaden und der Bhagavadgita haben im Laufe der indischen Geschichte viele Rishis und Avatare verkörpert. Zu nennen wären unter anderen Meher Baba, Vivekananda, Ramana Maharshi, Nanak, Yogananda, Aurobindo, Ramakrishna und in unserer Zeit Sri Mata Amritanandamayi (Amma).[50]

Ich habe als Beispiel Shirdi Sai Baba (heiliger Vater von Shirdi) gewählt, weil es über ihn in jüngster Zeit zwei schöne Beschreibungen zu seinem Wesen und Wirken gibt, wie sie typisch sind für einen Avatar.[51] Shirdi Sai Baba war ein transkonfessioneller Avatar (eine Herabkunft von Shiva), der die meiste Zeit seines Lebens (1838 oder 1856 geboren, gestorben 1918) in dem kleinen Ort Shirdi, östlich von Bombay lebte. Über seine Herkunft wissen wir wenig, weil Shirdi Sai Baba sie auch nicht so wichtig nahm und darüber schwieg. Er wurde als Heiliger verehrt, dem es darum ging, die Gegensätze zwischen Moslems und Hindus zu überwinden. Sein Tempel, wo er die meiste Zeit als Asket lebte, war die alte Moschee von Shirdi. Er wurde bald von vielen Menschen verehrt, weil er zahlreiche Wunder zum Wohle der Armen und Kranken tat.

Im Rahmen unserer Arbeit wollen wir seine Fähigkeit erwähnen, die Gedankenformen seiner Mitmenschen zu sehen und Dinge, die in der Zukunft passieren, vorauszusehen (Präkognition). Das sind *siddhis* (übernatürliche Fähigkeiten), die wir bei allen Rishis (Sehern), nicht nur in Indien, finden.

Shirdi Sai Baba, von seinen Devotees auch "Baba" genannt, konnte die Fremdkörper in der Aura und im Körper der Mitmenschen sehen. Das wurde von den anderen oft zuerst nicht verstanden. So herrschte er einmal einen Schüler, der von einer Kobra gebissen worden war, auf den Stufen zur Moschee an: "Komm nicht hinauf, geh runter!" Worauf der Schüler ziemlich irritiert war. Als Baba sich beruhigt hatte, erzählte er dem Schüler, dass das Gift der Kobra seinen Körper verlassen hatte. Der Schüler verstand, dass der Ärger Babas nicht gegen ihn, sondern gegen das Gift der Kobra gerichtet gewesen war.[52]

Obwohl Baba natürlich der Ansicht war, dass Ärger der Feind eines ausgeglichenen Geistes sei, der eine wesentliche Voraussetzung für spirituelles Wachstum ist, konnte er rasend ärgerlich sein. Aber jeder, der das direkt miterlebte, spürte, dass Baba damit unsichtbare negative Kräfte (Elementale) vertrieb, die einen bösen Einfluss auf Leute hatten. Ein Ereignis ist es wert, hier wiedergegeben zu werden, um zu zeigen, wie klar Baba das negative Elemental zerstören konnte, wenn einer seiner Schüler damit identifiziert war.[53] Eines Tages hatte Upasani, der engste Vertraute von Baba, eine Vision, in der er eine dunkle, schmutzige Person in dem Augenblick, wo Baba ihm eine spirituelle Unterweisung geben wollte, hinter sich stehen sah, die wie er selbst aussah und sagte: "Höre nicht auf den Guru, sondern auf mich!" Da stand Baba auf, ergriff die dunkle Person, warf sie auf einen Haufen trockener Sträucher und verbrannte sie. Upasani rief währenddessen: "Baba, ich bin es, den du verbrennst!" Nachdem die dunkle Person vollkommen verbrannt war, wandte Baba sich Upasani zu und sagte: "Ja, das warst du zweifelsohne, aber als Verkörperung der Sünde, *papapurusha* genannt. Ich habe sie zerstört. Du bist nun frei von Sünde."

Shirdi Sai Baba konnte wie alle Mahatmas eine ätherische Gestalt annehmen, mit der er sich schneller als Licht an weit entfernte Orte begeben konnte, oder er konnte Botschaften als Elementale senden, die freilich nur von denen wahrgenommen werden konnten, die selbst in einem egolosen Zustand verweilen konnten – es sei denn, Baba wollte sein liebevolles Interesse am spirituellen Wachstum eines andern unbedingt mitteilen, dann konnte man ihn in dieser transmateriellen Gestalt auch mit normalen Sinnen wahrnehmen, was auf den anderen wie ein Wunder wirkte. So konnte er über weite Entfernungen Gedankenformen von seinen Anhängern empfangen und auch in ätherischer Form so beantworten, dass sie sich materialisierten. Desgleichen konnte er sich in Raum und Zeit der vierten Dimension hineinbegeben und an mehreren Orten zugleich sein. Dafür zwei Beispiele:[54] Baba hatte einen Schüler mit Namen Narayan Govind Chandorkar. Er stammte aus einer frommen Hindufamilie mit hohem Ansehen, war Staatsbeamter und hatte Philosophie studiert. Baba hatte ihn als Botschafter seiner Lehren ausersehen. Als eines Tages Chandorkar auf dem Weg zu einem Schrein war, der etwa 40 Kilometer von Shirdi entfernt lag, war er sehr durstig und bat seinen Begleiter, Wasser zu besorgen. Aber es gab in der Gegend keines. So betete er zu Baba um Wasser. Er fühlte dabei, dass Baba in seiner Nähe war. Da sahen sie einen Einheimischen. Sie flehten ihn um Wasser an. Dieser sagte: "Unter dem Stein, auf dem du sitzt, ist Wasser!" Sofort fingen Chandorkar und sein Begleiter an, nach Wasser zu graben; und sie fanden klares, sauberes Wasser, das ihren Durst löschte. Als Chandorkar nach Shirdi zurückkehrte, fragte ihn Baba: "Nana, du warst sehr durstig, ich gab dir Wasser. Hast du es getrunken?" Später erfuhr Chandorkar, dass zu demselben Zeitpunkt, als er weit entfernt unter Durst litt, Baba zu seinen Anhängern sagte: "Nana ist sehr durstig. Sollten wir ihm nicht eine Handvoll Wasser geben?"

Babas Liebe und Sorge für seine Schüler zeigt sich auch in der nächsten Geschichte. Dabei wird wieder deutlich, dass das Bewusstseinsfeld eines Mahagurus viel weiter ausgedehnt ist als bei normalen Menschen, so dass er Dinge wahrnehmen kann, die zeitgleich an verschiedenen Orten geschehen, und so dass er durch das Aussenden bestimmter Elementale Ereignisse beeinflussen kann.

Einmal wollte Chandorkar wegen dringender Geschäfte einen Zug in Ahmednagar erreichen. Da sagte Baba zu ihm und seinem Begleiter, sie sollten zunächst erst einmal etwas essen und danach von Shirdi losgehen. Chandorkar vertraute Baba und setzte sich zum Essen nieder, während sein Begleiter aus Angst, den Zug zu versäumen, losging. Als Chandorkar später nachkam, sah er zu seinem Erstaunen seinen Begleiter noch immer auf dem Bahnsteig auf den Zug warten. Es stellte sich später heraus, dass Baba wusste, dass der Zug viele Stunden Verspätung haben würde und deshalb

Chandorkar und seinen Begleiter gebeten hatte, zuerst in Ruhe etwas zu essen.

Das letzte Beispiel zeigt uns, dass der geistige Körper eines Mahatmasso ausgedehnt und allverbunden ist, dass er fühlt, was alle Wesen und Kreaturen im Universum fühlen und denken. Dieses Phänomen grenzenlosen Mitfühlens werden wir noch deutlicher erkennen, wenn wir uns später dem Mahatma Sri Mata Amritanandamayi zuwenden. "Eines Tages sollte Chandorkar acht Kuchen als Opfergabe vorbereiten und dann selbst davon essen. Als Chandorkar die Kuchen wie angewiesen zubereitet hatte und sie vor Baba aufstellte, rührte der sie nicht an; aber einige Fliegen saßen darauf. Baba sagte zu Chandorkar, er möge die Reste des Kuchens wegtragen (gemeint sind die Reste einer Speise, nachdem der Guru davon gekostet hat). Chandorkar bestand darauf, dass Baba einige Stücke vom Kuchen essen sollte und Baba sagte, er habe bereits davon gegessen. Chandorkar fragte: 'Wann? Der ganze Kuchen ist noch da.' Enttäuscht entfernte sich Chandorkar, aber Baba rief ihn zurück und sagte: 'Du lebst nun schon achtzehn Jahre bei mir. Ist das deine ganze Wertschätzung für mich? Bin ich für dich nur dieser Körper von 3,5 Ellen Größe? Bin ich nicht in der Fliege und der Ameise, die sich auf dem Kuchen niedergelassen haben?'"[55]

Es gibt viele dieser Geschichten um Shirdi Sai Baba. Alle zeigen seine große geistige Kraft, Kranke zu heilen, Unglücke zu verhindern, Armen in Not Geld zukommen zu lassen, Ereignisse vorauszusehen und andere vor Negativem zu schützen. Dabei ging Baba nicht extra in Trance. Er war ständig auf zwei Ebenen gleichzeitig präsent: Einerseits war er das uns bekannte Menschenwesen, das Baba genannt wurde, andererseits war er das *antaryami, die Gegenwart Gottes im Herzen des Menschen, das unendliches Bewusstsein, paramatman,* ist.

Dieselbe unendliche göttliche Kraft, nur noch globaler wirksam, können wir heute bei und durch den Avatar Sri Mata Amritanandamayi Devi erfahren, die von vielen liebevoll "Amma" gerufen wird und als göttliche Mutter verehrt wird. Diese Kraft kann von jedermann mit den gewöhnlichen Sinnen erfahren werden. Beginnen wir mit dem, was jeder, der Ammas Darshan besucht, bezeugen kann. Amma hält den Darshan nach einer Meditation an drei aufeinanderfolgenden Tagen ab, entweder in einer der Großstädte Europas, der USA, Australiens und von Fernost oder in ihrem Ashram in Amritapuri (Kerala, Südindien) oder in den Großstädten Nord- und Südindiens. Der Darshan, bei dem Amma jeden, der zu ihr kommt, umarmt und mit einem prasad, einer kleinen Süßigkeit, gehen lässt, beginnt in der Regel um halb elf Uhr morgens und endet, wenn der Letzte aus der langen Schlange der geduldig Wartenden umarmt worden ist. Das kann um 23 Uhr am selben Tag sein, kann aber auch bis um acht Uhr am folgenden Tag oder noch später dauern. In dieser Zeit trinkt und isst Amma nichts und unterbricht ihre Zuwendung für den anderen in keiner Weise. Von ihrer liebevollen und humorvollen Ausstrahlung sind besonders die Kinder angetan. Obwohl die Hallen, in denen Amma Darshan gibt, wie ein Ameisenhaufen von Menschen wimmeln, herrscht dort ein wohltuender Frieden und eine beruhigende Ordnung durch die vielen freiwilligen Helfer. Und diese Darshans gibt sie schon seit Jahrzehnten. Mit jedem Darshan nimmt die Anzahl der Menschen, die von Amma umarmt werden möchten, zu. Inzwischen hat sie, so wird geschätzt, etwa 36 Millionen Menschen weltweit durch ihre mitfühlende Umarmung getröstet, inspiriert, erfreut, aufgerüttelt oder sie hat ihnen einfach das Herz erwärmt.

Und während sie Menschen aller Religionen, aller Nationen, jeder Rasse, jeder sozialen Schicht, jeden Alters, unabhängig von den Gebrechen, unabhängig von ihrem Bildungsgrad mit derselben Liebe umarmt, leitet sie das größte Hilfswerk Indiens "Embracing the World" mit seinen Kliniken, Universitäten, Altersheimen, Schulen, Waisenhäusern, Frauenhäusern, Neubausiedlungen für die Tsunami-Opfer, Umweltschutzkampagnen und weltweiten Katastrophenhilfen. Das alles wurde und wird möglich durch freiwillige Spendengelder und durch die völlig unkomplizierten, raschen und effektiven freiwilligen Hilfen zigtausender Menschen, die Amma in Liebe zugetan sind. Amma selbst behält für sich selbst nichts; sie lebt genauso bescheiden wie zu Beginn der Ashramgründung.

Wenn dann die Darshans vorbei sind beziehungsweise bevor sie beginnen, singt Amma jene wunderbaren Bhajans, heilig-mystische Gebete, in die alle Anwesenden einstimmen. Während des Darshans gibt sie den neben ihr stehenden Vertrauten Instruktionen, neue Anweisungen, regelt Konflikte, diskutiert nächste Projektschritte, hilft bei persönlichen Problemen oder treibt liebevoll Schabernack mit ihnen. Man kann an ihrem Gesicht ablesen, wie sie das tut. Man sieht keine Spuren von Stress oder Anstrengung oder Müdigkeit auf ihrem Gesicht, obwohl sie viel, viel Leid mitfühlt, obwohl sie mit den Menschen trauert oder für sie sorgt. Das ist die eine Seite der alles menschliche Maß überschreitenden und mit dem Verstand nicht begreifbaren Kraft dieses Mahatmas.

Die andere Seite zeigt sich, wenn man länger mit Amma zusammen ist – und sie ist mit dem normalen Bewusstsein noch weniger zu begreifen: Das ist ihre Allverbundenheit. Darüber gibt es viele Beispiele, die von den Brahmacharis berichtet wurden und von Amma selbst. Ein Beispiel möchte ich hier sinngemäß wiedergeben.

Eine Mutter war mit ihrer Tochter mit dem Flugzeug unterwegs nach Indien. Beide waren Anhänger Ammas und wollten sie besuchen. Das Flugzeug geriet in schreckliche Turbulenzen und sackte plötzlich in einem Sturzflug von 6000 Metern auf 3000 Meter ab. Beide hatten große Angst, begannen zu beten und wurden merkwürdig ruhig dabei. Der Pilot konnte das Flugzeug wieder abfangen und stabilisieren. Später erinnerten sich Ammas Vertraute, dass sie zu derselben Zeit, in der das Flugzeug beinahe abgestürzt war, in einer seltsamen Verfassung war, sich vor und zurück bewegt habe und immer wieder gesagt habe: 'So viel Schütteln, so viel Schütteln ...' Und dabei habe sie den Namen der Frau gesagt.[56]

Anhängern von Amma (Devotees), die in Not sind, wird oft auf wunderbare Weise geholfen, wenn sie sich wirklich inbrünstig an sie wenden. Amma kann über ein schier unbegrenztes Energie-feld selbstloser Liebe Menschen in Not helfen und sie auf ihrem spirituellen Weg voranbringen, auch wenn sie an weit entfernten Orten sind. Beispiele dafür gibt es viele. Sie sind unter anderem in der Biographie über Amma und in den Büchern ihrer ständigen Begleiter festgehalten.[57]

In der Frühzeit ihres Hierseins hat man öfters Wundertaten von Amma verlangt. In der Tat vollbrachte Amma einige Wunder, aber natürlich nicht, um zu beeindrucken. Sie sah die Gefahr, dass Menschen nur aus selbstsüchtigen Gründen zu ihr kommen wür-den, indem sie Wundertaten von ihr verlangten. Deshalb sagt sie:

"Ich bin nicht daran interessiert, jemanden durch ein Wunder zum Glauben zu verhelfen. Es ist nicht meine Absicht, Wunder zu wirken, sondern in den Menschen die Sehnsucht nach Befreiung zu wecken. Diese Befreiung können sie nur durch Verwirklichung ihres ewigen Selbst erlangen. Wunder sind Illusionen. Das wesentliche geistige Prinzip, das hinter allen Din-gen steht, hat nichts mit Wundern zu tun. Außerdem werdet ihr, wenn ich Wunder vollbringe, das Verlangen danach haben, immer wieder welche zu sehen. Ich bin aber nicht hier, um Verlangen zu erwecken, son-dern um es auszulöschen."[58]

Die Reinigung des Menschen von *vasanahs* ist die Vorausset-zung, um zu seinem wahren Selbst zu gelangen. Amma hat darauf immer wieder hingewiesen, dass dies ein kontinuierlicher Prozess ist. Sie hat auch die Natur und den Ort der *vasanahs* erläutert:

"Uns umgibt eine Aura. Diese arbeitet wie ein Tonbandrekorder. Alle unsere Worte und Taten werden dort aufgezeichnet. (...) Die Aura wird dunkler und dunkler, je selbstbezogener, boshafter und egozentrischer wir werden. Das wird uns hinabziehen auf die Erde und uns wieder und wieder leiden lassen (Anm.: Amma sagt, dass nach dem Tod dieser subtile Teil des Menschen in die Atmosphäre

aufsteigt und entsprechend seiner abgespeicherten unerfüllten Wünsche sich einen neuen Körper sucht, in dem er dieses ungesättigte Verlangen verwirklichen kann.) *Wenn wir jedoch gute Taten und Gedanken pflegen, wird dieselbe Aura eine goldene Farbe annehmen und uns dabei helfen, auf höhere Ebenen des Bewusstseins zu gelangen."*[59]

An anderer Stelle sagt sie zu der geistigen Natur der Aura:

"Die Aura um einen Menschen, der diszipliniert spirituelle Übungen praktiziert, ist hell wie goldene Strahlen. Wenn jemand solche Menschen verletzt, wird die Aura gegenüber dem Angreifer zerstörerisch durch die Schwingungen, die er ausgelöst hat. Dabei ist es nicht notwendig, dass der spirituelle Schüler sich entschließt, dass das so passiert. Er wird keinen Ärger gegenüber der Person fühlen, die ihn belästigt. Es sind subtile Wesen, die den Angreifer verletzen ... Der Feind wird bestraft, ohne dass das der spirituelle Praktikant weiß. Deshalb erntet die Folgen derjenige, der einen spirituellen Menschen herabwürdigt."[60]

Wie wir schon von anderen Heiligen gehört haben, bestätigt auch Amma, dass jeder unserer Gedanken in feinstofflicher Form in der Natur existiert. Man kann davon ausgehen, dass Amma mit "Natur" das Akasha-Feld meint, jenes Lagerhaus von Gedanken, das die Erde umgibt. Daher sei es verständlich, dass bis heute die Kraft der Buße, die von den großen Weisheitslehrern ausging, noch immer unter uns weilt.

Sogar die Mahatmas (große Seelen) würden heute noch als subtile Körper unter uns weilen. Man könne sie aber nur sehen, wenn man selbst auf der Ebene des subtilen Körpers sei.

Aus Ammas Erkenntnis ergibt sich auch, dass man nicht mehr über den Schutz der Aura verfügt, wenn man negative Gefühle und Gedanken hegt. Dann wird man vom Ärger eines anderen getroffen und sendet denselben Ärger mutwillig zurück. So entstehen sich wechselseitig verstärkende negative Eskalationen, aus denen man nur sehr schwer wieder herauskommt. Hier hilft nur die disziplinierende Selbsterkenntnis über die eigenen *vasanas*, um Raum für Selbstbesinnung zu haben; oder es wird von außen eingegriffen, um Schlimmeres zu verhüten.

Was geschieht mit der Aura als Container der Gedankenformen, wenn man stirbt? Dazu sagt Amma:

> *"Während unseres Lebens, werden alle unsere Gedanken und Handlungen von einer feinstofflichen Hülle aufgezeichnet, die wie ein Tonbandgerät funktioniert. Den Eindrücken entsprechend, die während der Lebenszeit gesammelt wurden, nimmt die jiva [die individuelle Seele, J. V.] einen anderen Körper an, wobei die aufgezeichneten Eindrücke abgespielt werden."*[61]

An anderer Stelle sagt Amma,[62] dass diese Hülle den unerfüllten Wünschen der *jiva* folgt, die der Mensch beim Sterben hatte, und diese würden bestimmen, was man im nächsten Leben wird. Das wird sich so lange fortsetzen, bis alles Verlangen, alle Wünsche aufgebraucht sind. Manche dieser individuellen Seelen würden lange umherwandern; manche würden sogar lebende Menschen, die nicht genügend geschützt sind, heimsuchen und einen Esszwang bei ihnen auslösen. Wenn man bestimmte Mantras singt, kann man diesen Seelen aber helfen, eine höhere Ebene der Geburt zu erreichen und von den Lebenden abzulassen. Das spirituelle Ziel ist, die individuelle Seele (*jiva*) als eine Projektion des Atman, als ein Werkzeug des Selbst ohne eine eigene selbstständige Realität zu erkennen. Ständiges Erinnern an Gott macht die Aura hell und reinigt von den dunklen Gedankenformen. Wir sollten uns vergegenwärtigen, dass Gedanken auch Handlungen sind und Wirkungen haben.[63] Darum ist es so notwendig, gute Gedanken und Handlungen zu pflegen, ohne sich viel um deren Resultat zu kümmern.

Amma erwähnt außerdem, dass man in diesem Leben negative Erfahrungen machen kann, obwohl man ein anständiges Leben lebt. Hier würde das *prarabdha karma* zur Wirkung kommen.[64] Das sind *vasanas* im subtilen Körper aus dem früheren Leben, die sich im jetzigen auswirken. Sie seien so lange wirksam, wie man sich mit dem materiellen Leib – und auch mit dem subtilen – identifiziert. Wenn man aber erfährt, dass man nicht der Körper ist, sondern das Selbst, sind diese *vasanas* beendet. Die Reinigung des Geistes von den Elementalen ist daher eine lebenslange Praxis. Erst wenn sie abgeschlossen ist, wird das Leiden von Samsara ein Ende haben.

Zusammenfassend ist festzuhalten: Gedankenformen sind negative Wesen, die im subtilen Körper leben. Sie sind auch Wellen (Schwingungen) und werden von unserer Aura aufgefangen und als negative Gedanken ausgesandt. In gleicher Weise existieren auch positive Elementale, unter anderem in Gestalt der Gottheiten im feinstofflichen Körper. Sie repräsentieren eine heilige Wesensart, die uns mit dem Paramatman, dem Brahman verbindet, was uns aber meistens selbst verborgen ist. Durch die Gnade eines Satguru können wir aber so beeinflusst werden, dass wir nur noch von göttlichen Gedanken angezogen werden, so dass wir die Gottheit manifestieren.

Wichtig ist unsere Absicht, beim Satguru Zuflucht zu nehmen, um die illusionäre Natur der negativen Elementale, besonders die der tief verborgenen, zu entlarven und das Licht des wahren Selbst zu erkennen, das wir wesentlich sind.

Nullpunkt-Feld und Akasha-Feld

Geist-Materie in der Aura

Vorgänge im subtilen Körper – und dazu gehören die Elementale – kann man nicht mit dem Alltagsbewusstsein wahrnehmen, das meistens zerstreut und auf mehrere Objekte und Prozesse parallel gerichtet ist. Wenn aber das Bewusstsein gesammelt und zugleich relativ leer von Gedanken, inneren Bildern und Gefühlen ist, wird es, während es zugleich entspannen kann, ganz weit. Dann treten Erscheinungen ins Wahrnehmungsfeld, die nicht aus fester Materie, sondern aus Licht und Farben bestehen oder, wie man auch sagt, aus Äther. Ein solches Bewusstsein, das auch als Wachtrance bezeichnet werden kann, entsteht während der systematischen, längeren Praxis der Achtsamkeitsmeditation, bei der man den Geist von Gedanken entleert. Indem dabei die kognitiven Aktivitäten der Gehirnrinde abnehmen, werden dem Bewusstsein tiefer liegende, gespeicherte archaische Erinnerungen zugänglich. In tibetisch-buddhistischen und hinduistischen Religionen gibt es die gegenstandsbezogene Meditation, bei der man unter Anleitung eines Meisters (Guru) eine Gottheit visualisiert, die solchen archaischen inneren Inhalten entspricht. Durch transgenerationale Weitergabe in Form von Elementalen können sie lange überleben. Sodann gibt es die gegenstandslose Meditation, bei der man während der Beobachtung des Atems auf den substanzlosen Geist selbst meditiert. Dieser wird von Shankara und Ramana Maharshi als das "Selbst" bezeichnet.[65] Was dann in dem Raum auftaucht, ist unvorhersehbar, ist nicht machbar, sondern Gnade. Dasselbe muss auch über Erleuchtung gesagt werden; aber damit diese Gnade möglich wird, kann der Mensch seine Offenheit dafür entwickeln.

Esoterisch gesprochen öffnet sich bei diesen stark fokussierten Meditationen das Dritte Auge. Es ermöglicht Intuition, Hellsicht und die Integration von Polaritäten. Es kann die Vorgänge im fein-stofflichen Körper erkennen. Neurobiologisch gesprochen weiß man, dass durch die konzentrierte Wahrnehmung während der Achtsamkeitsmeditation neben der Aktivität der archaischen Areale die präfrontalen Gebiete des Gehirns aktiv sind (beziehungsweise bei Visualisierungen die Areale im Hinterhauptlappen). Neuro-biologische Untersuchungen von Meditierenden haben aufgezeigt, dass tiefste Entspannung mit gleichzeitiger höchster innerer Auf-merksamkeit Hand in Hand geht.

Neuere Studien[66] scheinen zu belegen, dass durch Meditation im EEG-Spektrum sich die Aktivität des ganzen zerebralen Netz-werks zeigt. Dem Einheitsbewusstsein, der beglückenden Allver-bundenheit oder dem Gefühl des Ganzseins, das man durch Me-ditation erfährt, liegt offenbar ein "globaler Verarbeitungsmodus" zugrunde, durch den unser neuronales System "unterschiedliche Sinnesmodalitäten und Wahrnehmungselemente zu einem einzigen Perzept"[67] verarbeiten kann.

Die Bedeutung des Dritten Auges für paranormale Erkenntnisse hat Gopi Krishna (1903–1984) hervorgehoben. Gopi Krishna lebte die meiste Zeit seines Lebens in Srinagar. Besonders engagierte er sich für die rechtliche Gleichstellung von Frauen in Indien. Gopi Krishna erlebte nach jahrelanger Meditation völlig überraschend einen Kundaliniprozess, den er detailliert beschrieben hat.[68] Er schreibt, dass es eine Grenze gebe, wo man die Komplexität des Universums nicht mehr mit dem Verstand, sondern nur noch mit dem Dritten Auge erfassen könne oder in Samadhi. Im mystischen Zustand erreicht ein starker Prana-Strom das Gehirn, der einer Be-freiung von allen Endlichkeiten gleichkommt (Jivanmukti). Er spricht auch davon, dass die Energie von Gedanken strahlend leuchtende Formen habe, und bringt seine Erfahrung einer strahlend lebendigen Präsenz in und um ihn in das Bild von einem Universum, das "wie ein riesiger Film vor oder auf einer dahinter liegenden un-endlich großen ätherischen Leinwand [wäre], die völlig unberührt bleibt von den Dramen, die sich darauf abspielen."[69] Diese Leinwand sei die kosmische Intelligenz, aber sie sei fern von unseren menschlichen Konzeptionen über das Wesen des Bewusstseins an sich. Im Zustand des transzendenten Bewusstseins war es ihm möglich, mehrere Bücher über den Erleuchtungsprozess und seine Gefahren für Uneingeweihte zu schreiben, desgleichen Entwürfe über eine friedliche Welt voller prophetischer Kraft. Zu seinen Freunden zählte der Friedensforscher Carl Friedrich von Weizsäcker, der wesentliche Impulse für seine Arbeit am Starnberger Institut für Friedensforschung von Gopi Krishna erhielt.

Unter Bedingungen, die in den Wissenschaften üblich sind, damit Experimente als gültig anerkannt werden, hat man in den letzten Jahrzehnten auch Versuche gemacht, die die paranormalen Fähigkeiten des menschlichen Bewusstseins belegen. US-Wissenschaftler, die in den 90er Jahren des letzten Jahrhunderts an dem PEAR-Projekt teilnahmen (Princeton Engineering Anomalies Research), haben bewiesen, dass menschliches Bewusstsein Mikroprozessoren und andere elektronische Geräte beeinflussen kann und dass Gedankenübertragung eine messbare Wirksamkeit aufweist.[70] Dabei zeigte sich, dass nicht die bewusste Tätigkeit des Geistes, die sich in der äußeren Hirnrinde abspielt, den Ausschlag gibt, sondern die Aktivität im Unterbewusstsein, das im limbischen System des Gehirns lokalisiert ist.

Der Wissenschaftler William Braud hat durch seine Ganzfeld-Experimente erfolgreich nachweisen können, dass telepathische Übertragungen eine Tatsache sind. Dabei ist die Voraussetzung, dass die Sinnesreize, die über den Neokortex den Menschen erreichen, durch Tiefenentspannung vorher reduziert werden. Diese Untersuchungen bestätigen die moderne Bewusstseinsforschung, wonach die im Unterbewusstsein (limbisches System) abgelagerten Informationen und Aktivitäten des Geistes sich nach außen materialisieren können, zum Beispiel in Form von Gedanken, wenn man das will.[71] Die telepathischen Übertragungen verliefen noch treffsicherer und präziser, wenn die am Experiment Teilnehmenden von vornherein die Welt als ein Kontinuum wechselseitiger Beziehungen ansahen. Offenbar erweiterte diese Vorstellung das Wahrnehmungsfeld des Bewusstseins. Braud hat zusätzlich Visualisierungsmethoden entwickelt, durch die sich die Experiment-Teilnehmer gegen negative Gedanken anderer schützen konnten.

Die wohl bedeutendsten Forschungen über feinstoffliche Wechselwirkungen zwischen Menschen haben auf der Basis der Quantentheorie die US-Wissenschaftler Hal Puthoff und Russell Targ zwischen 1974 und 1975 geleistet.[72] Eine dieser Forschungen betraf die Hellsichtigkeit. Puthoff und Targ arbeiteten dabei mit gewöhnlichen Freiwilligen unter strengen wissenschaftlichen Testbedingungen. Das Sehen von Räumen, Personen und Szenen, weit weg vom Ort der "sehenden" Testteilnehmer, ergab eine hohe Quote von Übereinstimmungen zu den tatsächlichen Situationen an den entfernten Orten, weit über die statistische Wahrscheinlichkeit hinaus. Spätere Untersuchungen der Forscher Robert Jahn und Brenda Dunne[73] bestätigten die Befunde, obwohl sie mit telepathisch unbegabten und untereinander völlig fremden Personen arbeiteten. Die hellsichtig empfangenen "Bilder" wurden blitzartig empfangen, noch ehe der Teilnehmer seine eigenen Assoziationen hinzufügen konnte. Bei diesen Übertragungen musste es ein Abrufen von Informationen geben, die ein dreidimensionales Raum-Zeit-Kontinuum überschritten. Die Hirnforschung weiß inzwischen, dass es die unbewussten Areale im limbischen System sind, wo die allermeisten Informationseinheiten aufgenommen werden, während nur ein sehr kleiner Prozentsatz bewusst wahrgenommen wird.[74]

Auch über die Heilung von Patienten durch positive Gedankenübertragung ist geforscht worden. Berühmt wurden die Versuche, die Elisabeth Targ und Fred Sicher 1998/99 machten und die in der amerikanischen MAHI-Studie veröffentlicht wurden (Mid-America Heart Institute). Es war ein großer Fernheilungsversuch, der so klar vorbereitet wurde, dass keine psychischen oder therapeutischen Variablen das Ergebnis beeinflussen konnte. Natürlich war der Versuch als Doppelblindstudie angelegt, das heißt, weder

Ärzte noch Patienten wussten, wer die Heilenergie empfangen sollte. Vierzig Heiler aus den USA und zwanzig Patienten im Endstadium von AIDS nahmen an dem Versuch teil. Die Versuchszeit betrug sechs Monate. Die Heiler praktizierten verschiedene Heilmethoden und waren auch unterschiedlich religiös-spirituell orientiert. Einzig ihr Glaube an ihre Heilarbeit und eine langjährige Erfahrung mit erfolgreich abgelaufenen 117 Fernheilungen waren Teilnahmebedingungen. Durch die Versuchsanordnung war sichergestellt, dass nicht eine bestimmte Heilmethode wirkte, sondern Fernheilung an sich. Daher wurde jeder Patient der Therapiegruppe von zehn Heilern behandelt. Das Ergebnis: Fernbehandlung wirkt. Vierzig Prozent der Kontrollgruppe starben während der Versuchszeit; die zehn Patienten der Therapiegruppe lebten bei verbesserter Gesundheit weiter.

Bei den Versuchen von Targ/Sicher wirkten nicht die Heiler als Persönlichkeiten, sondern es wirkte, wie selbst alle betonten, eine größere Kraft, der sie sich überließen; mal war das Jesus Christus, mal waren es spirituelle Wesen – oder es war auch "nur" die Essenz universaler Liebe. Mit Daskalos gesprochen könnte man auch sagen, sie überließen sich großen Heilelementalen beziehungsweise deren Quelle. Die MAHI-Studie belegte auch, dass normale Menschen fernheilen können, besonders wenn sie eine größere Gemeinschaft bilden. Voraussetzung ist lediglich, dass man sein Bewusstsein auf die Intention (das Ziel) zu heilen ausrichtet. Solche Befunde wurden auch schon 1988 von dem amerikanischen Arzt Randolph Byrd gemacht. Dabei hatte ein christlicher Gebetskreis außerhalb eines Krankenhauses für eine lungenkranke Patientengruppe gebetet. Eine andere Patientengruppe wurde parallel wie üblich mit Medikamenten behandelt. Die Gruppe, für die gebetet wurde, hatte deutlich weniger schwere Symptome.[75] Die von den Heilern des Targ/Sicher-Experiments ausgesandte Energie wurde auch gemessen. Heiler sandten bei ihrer Arbeit immer starke elektrische Felder und kohärent angeordnete Photonen aus. Manche konnten diese als vergrößerte hellgoldene Aura um die Heiler herum sehen. Dieselbe Aura überwölbt Gruppen von Laien, wenn sie sich auf Heilung einstellen. Andere sehen, wie sich die Aura besonders über den Chakren in den Raum hinein öffnet.

.. ⊙ ..

Quantenphysikalische Erklärungen

Um die mysteriösen transmateriellen Phänomene zu verstehen und zu nutzen, die sich bei mystischen Zuständen und bei der Wahrnehmung des feinstofflichen Körpers abspielen, helfen heutzutage die Quantenphysik und Quantentheorie weiter. Es ist hier nicht der Ort, die komplexen Ergebnisse der bisherigen Quantenphysik darzustellen, sondern ich will hier lediglich aus dieser wissenschaftlichen Perspektive verdeutlichen, was bei erweiterten Bewusstseinszuständen die Heilung ermöglicht.

Es sei zunächst eine Feststellung gemacht, die scheinbar eine Trivialität ist, die aber für die herkömmliche Weltsicht eine große Veränderung mit sich bringt: Es gibt nichts außerhalb des menschlichen Bewusstseins. Eine Objektivität unabhängig vom Bewusstsein ist eine pure Annahme. Es gibt keine Parallelwelt zu unserer Welt. Auch die Materie existiert nicht "objektiv", sozusagen unabhängig vom Bewusstsein, das immer ein wahrnehmendes Bewusstsein ist. Sie ist sozusagen nur in und durch Bewusstsein präsent, so dass man sagen kann, Materie ist selbst eine Form oder eine Art Bewusstsein.

Die andere Aussage ist, dass alles, was wir als Materie wahrnehmen, letztlich aus einem masseleeren Vakuum besteht, angefüllt mit einem "Gewebe" von oszillierenden Feldern,[76] ein "Gewebe" voller virtueller Energien und Informationen. (Man müsste es eigentlich "Plenum" nennen.) Dieses Vakuum voller unendlicher Möglichkeiten oder Wahrscheinlichkeiten nennt man auch das

Nullpunkt-Feld. Wenn wir aber trotzdem Materie wahrnehmen, angefangen von unserem fleischlichen Körper bis hin zum Elektron unter dem Mikroskop, dann hängt das damit zusammen, dass unser Bewusstsein mit den Potenzialitäten in dem Vakuum etwas tut und zwar in demselben Moment, wo es wahrnimmt oder beobachtet oder misst. Weil unser Bewusstsein auch masselos, also immateriell ist, heftet es sich im Moment des Sehens an die Sinnesorgane und sieht nun mit materialisiertem Geist. Trivial gesagt: Du siehst, was du bist. Nur dadurch, dass wir mit den Kräften wahrnehmen, die an Sinnesmassen entstehen (zum Beispiel der Sehkraft), können wir die Energien um uns herum messen. Das führt zum Beispiel dazu, dass in dem Moment, wo man ein subatomares Teilchen (Quant) über ein Gerät (Elektronenmikroskop zum Beispiel) beobachten will, dieses aus einem unbeobachtbaren "Wellenzustand" – man beschreibt ihn daher als Wellenfunktion – zu einem messbaren Partikel kollabiert. Im "Zustand" als Welle oder Schwingung sind Quanten im Vakuumfeld an allen Orten gleichzeitig, können sie potenziell alle möglichen Zustände (ohne Festlegung) annehmen; ihre Wellen können sich überlagern und sie können sich untereinander "verschränken". Man spricht daher von "Superposition" der Quanten.[77] Die gemessenen Interferenzmuster der Wellenfunktion sind im Vergleich mit den Teilchenzuständen der Hintergrund oder die Basis von Materie. Es ist nicht so, dass nur einzelne Teilchen mit anderen Teilchen korrelieren, sondern ganze Ensembles, in die das Teilchen eingebettet ist, tun dasselbe. "Erst die überlagerten Wellenfunktionen des ganzen Quantensystems [beschreiben] den Zustand jedes Teilchens."[78] Informationsträger sind also Wellen. Die alten indischen Kosmologien sagen dasselbe mit anderen Worten. Der Urbaustoff des Universums sind Energieschwingungen, die sich zu Teilchen und materiellen Formen verdichten, und das tut das wahrnehmende Bewusstsein des Menschen gleichzeitig.

Das Phänomen der nichtlokalen Verbindung von zwei Partikeln im komplementären Singlet-Zustand (Zwillinge) wurde schon 1935 durch das ERP-Experiment mit Photonen nachgewiesen (Einstein-Rosen-Podolski-Experiment). Wenn man den Zustand von Partikel A misst, dann produziert die Messung den komplementären Zustand von B, das heißt, seine Spin-Wellen-Funktion (Spin ist die Antriebkraft eines Teilchens) geht in diesen Zustand über. Unabhängig von der A und B trennenden Entfernung "weiß" B, wann A gemessen wird, für welchen Parameter und mit welchem Ergebnis. Der Informationsaustausch geschieht ohne Zeit, denn das Vakuum ist ein superfluides Medium ohne jede Reibung. Deshalb sind die Informations-Quanten-Wellenmuster ewig. Die Geschwindigkeit, mit der das geschieht, ist schneller als Lichtgeschwindigkeit. Bei einem Abstand von angenommenen zehn Kilometern ist sie 20000-mal schneller als Licht. Man sagt deshalb, die Verbindung sei "intrinsisch". Die Partikel (Elektronen, Photonen, Neutronen) müssen noch nicht einmal ein und demselben Quantenzustand eines Systems entstammen; es reicht aus, dass sie nur im selben Koordinatensystem zusammenkommen. Bei anderen "Teleportationsexperimenten"[79] konnte man nachweisen, dass man den Quantumszustand eines geladenen Atoms A über den Umweg eines dritten Atoms (P) auf das mit A nonlokal verknüpfte Atom B beamen kann. Auf diese Weise "informierte" A das Atom B, wobei P verschwand.

Dieses als "Verschränkung" bezeichnete und genau beschreibbare Phänomen der Quantenteleportation sei hier noch näher erläutert. Wenn sich Teilchen konkretisieren und dadurch getrennt sind, bilden sie eine "höhere" Wellenfunktion, in der sie nicht nur ihre "individuellen" Eigenschaften behalten, sondern auch eine neue Überlagerung (neue Superposition) erreichen, die sich, wie schon gesagt, nach überallhin ausbreitet. Warnke: "Sobald irgendwo ein Energie- oder Informationsaustausch mit einer Verschränkungswellenfunktion stattfindet, also gemessen oder beobachtet wird, treten augenblicklich die entsprechenden ursprünglichen

Eigenschaften der eingehüllten Teile wieder in Erscheinung, dies unabhängig vom Ort und von der Zeit."[80]

Es hat lange gedauert, bis man die Rolle des Beobachters in die Analysen einbezog. Es ist das Bewusstsein des Menschen, das eingebunden ist in den Quantenprozess. Wenn es nämlich durch seine Beobachtung den Kollaps der Wellenfunktion auslöst, dann schaltet es gewissermaßen die Wahrscheinlichkeiten um in eine Realität, die es erfährt.[81] Hier muss ich erklären, wie der Begriff "Information" zu verstehen ist. Zunächst kann man alles, was menschliches Bewusstsein wahrnimmt, ganz wertneutral als "Information" bezeichnen. Insofern empfängt man/nimmt man eine Information wahr, wenn man die kohärenten Wellen des Nullpunkt-Feldes wahrnimmt/beobachtet/misst, die ja im selben Moment zu einem Teilchen kollabieren und aus dem Stadium unendlicher Wahrscheinlichkeiten unsere Realität werden. Aber erst die Sinngebung durch unser Bewusstsein macht aus der physikalischen Realität eine Information, und die Sinngebung oder Bedeutung entsteht aus einer Sinnfrage. Das Bewusstsein schaltet Potenzialitäten (dem "Meer aller Möglichkeiten" nach Warnke) im masselosen Raum in eine Realität durch Erfahrung mittels der Sinne, die an Masse gebunden sind. Das ist anders gar nicht möglich.

Umgekehrt haben wir auch schon davon gesprochen, dass menschliches Bewusstsein Materie beeinflussen kann, zum Beispiel durch Gedankenübertragung. Bewusstes Wahrnehmen kann auch die Information selbst verändern.[82] Information wird von uns ausgesendet, etwa als eine Frage, auf die das universelle Feld dann dadurch antwortet, dass wir von einem resonanten Bewusstsein Information erhalten. Ich habe schon darauf hingewiesen, dass menschliche Informationen mit einem Gefühl, einer Bedeutung (Sinn) und einer Intention verknüpft sind. Deshalb ist es logisch zu sagen, dass Quanten Informationen sind und dieselben Qualitäten aufweisen wie unser Bewusstsein und dass das Nullpunkt-Feld ein riesiges Informationsfeld ist, in dem die von allen lebenden

Wesen ausgesandten Informationen gespeichert und abrufbar sind. Deshalb spricht der Wissenschaftler Ervin Laszlo von dem realen physikalischen Quantum-Vakuum-Feld auch als Informationsfeld.[83]

Wir gehen in Resonanz zu den Informationen, die wir aus den virtuellen Schwingungsfeldern des Nullpunkt-Felds erhalten nach dem Prinzip "Gleiches erkennt Gleiches".[84] Das Informationsfeld übermittelt Information und diese trägt zu den Wechselbeziehungen bei und sorgt für Kohärenz. Laszlo bezeichnet das Informationsfeld auch als "A-Feld", das heißt Akasha-Feld, womit er einen uralten Begriff aus der östlichen spirituellen Tradition aufgreift. Er schreibt:

> *"Das A-Feld übermittelt die direkteste, genaueste und deshalb klarste Information zwischen Dingen, die einander ganz ähnlich sind (das heißt, die isomorphisch sind – die dieselbe grundlegende Form haben). Deshalb wird die Information des A-Felds von überlagerten Mustern von Interferenz-Wellen des Vakuums getragen, die Hologrammen gleichkommen. Wir wissen, dass in einem Hologramm jedes Element sich mit isomorphischen Elementen verbindet. Die Wissenschaftler nennen solche Verwicklungen 'Konjugation' – ein holographisches Muster, gepaart mit ähnlichen Mustern einer beliebigen Ansammlung von Mustern, wie groß sie auch sei."*[85]

Auch die Feinabstimmung der universellen Konstanten, die angibt, warum die grundlegenden Parameter des Universums so wunderbar koordiniert sind, dass komplexe Systeme wie unsere Galaxie sich darin erhalten können, sei ebenfalls ein Effekt des A-Felds, meint Laszlo und verknüpft die bisherigen quantenphysikalischen Erkenntnisse mit dem alten spirituellen Wissen über das Akasha-Feld, dem universellen Gedächtnis, indem er schreibt:

"In diesem Konzept ist das Universum ein höchst integriertes, kohärentes System genau wie ein lebender Organismus. Sein zentrales Merkmal ist Information, die durch alle seine Teilchen erzeugt, erhalten und von den Teilchen untereinander übermittelt wird (...) [ein] *kosmisches Informations-Feld verbindet Organismen und Gedanken in der Biosphäre und Partikel, Sterne und Galaxien im gesamten Kosmos (...) zu einem kohärenten Ganzen."*[86]

In Wechselwirkung zur holographischen quantenphysikalischen Struktur des Universums stehen natürlich auch unser Körper und unser Gehirn, die ein integraler Teil desselben sind. Sie arbeiten ebenfalls nach holographischem Muster wie Karl Pribram, David Bohm und Hal Puthoff in ihren Forschungen nachgewiesen haben.[87] Generationen über Generationen haben demnach ihre holographischen Spuren im A-Feld hinterlassen, das eine kosmische Chronik darstellt. Wie oben dargelegt, können aber alle Menschen die Informationen das Nullpunkt-Feldes oder A-Feldes anzapfen. Das haben auch die Bewusstseins-Forschungen über Telepathie verdeutlicht. Das Phänomen des intuitiven Wissens, das man bei Familienaufstellungen beobachtet, wird dadurch ebenfalls verständlicher. Wildfremde Menschen, die bei der Aufstellung auch längst verstorbene Angehörige eines Patienten repräsentieren, erhalten plötzliche Einsichten über diese Angehörigen und deren Gedanken, Gefühle und Taten, die der Patient nicht bewusst weiß, die sich aber auf Nachforschung hin als real herausstellen. Wir werden im Vorgriff auf das nächste Hauptkapitel außerdem davon ausgehen müssen, dass auch die Visionen von Engeln, von heiligen archetypischen Formen und heilenden Wesenheiten, die man in tiefer Wachtrance und in Meditationen erfährt, Informationen sind, die im Akasha-Feld gespeichert sind und ihm vermutlich vor langer Zeit von Sehern, Heiligen und spirituellen Medien eingeprägt wurden. Ähnlich hat es die große geistige Lehrerin Sri Mata Amritanandamyi gesagt, die ständig

Zugang zum universellen Akasha-Feld hat, während sie hier auf der körperlichen Ebene lebt. Es liegt an unserem jeweiligen Bewusstseinszustand, welche Informationen wir aus diesem Feld lesen und für Heilungen nutzen können. Wenn man das Nullpunkt-Feld öffnet, werden die kohärenten "universellen Konstanten" in Bewegung gesetzt und durch Kohärenz werden die Informationen von holographischen Akasha-Feldern abrufbar. Das gilt für Bewusstseinsakte des Menschen auch in umgekehrter Richtung. Wir sind allerdings gegen ein ungefiltertes gleichzeitiges Anstürmen von allen jemals im Quantum-Energie-Feld gespeicherten Informationen aller Zeiten und aller Orte durch die an Masse gebundenen Kräfte unser Sinneswahrnehmungen und die im Gehirn abgespeicherten Verschaltungsmuster geschützt. Wir wählen immer aus, was wir wahrnehmen und verstehen können. Aber wenn wir in erweiterte Bewusstseinszustände eintreten, können wir allmählich ein kosmisches Bewusstsein entwickeln, das uns der unvergänglichen essenziellen Realität des Vakuum-Feldes näherbringt.

Wie ist in diesem Zusammenhang die astrophysikalische Tatsache zu verstehen, dass nur vier Prozent der Materie im Universum sichtbar, der riesige "Rest" aber unsichtbare Dunkle Energie und Dunkle Materie ist? Man weiß so viel, dass Dunkle Energie gleichmäßig im Raum verteilt ist, Dunkle Materie aber nicht. Beide sind nicht sichtbar, weil für Menschen Energie und Materie bisher nur über die elektromagnetische Kraft, das Licht, sichtbar wurden. Obwohl ohne Dunkle Materie die Stabilität und enorme Rotationsgeschwindigkeit der Galaxien nicht erklärt werden kann, weiß man über diese Materie selbst, die keine Strahlung aussendet und reflektiert, so gut wie nichts. Dasselbe gilt für die Dunkle Energie. Hier nimmt man an, dass sie am ehesten mit der Vakuumenergie übereinstimmt und indirekt Feldenergie für Gravitation bereitstellt und bei der Beschleunigung, mit der große stellare Systeme auseinanderdriften, eine Rolle spielt. Wenn das Prinzip "Wie außen, so innen" oder die Mikro/Makrokosmos-Widerspiegelung, die wir früher angesprochen haben, stimmen soll, dann muss ein nicht unerheblicher Teil unseres Bewusstseins selbst "dunkel" sein. Warnke zitiert in seinem Buch[88] die Astronomin Giuliana Conforto, die die Idee aufbrachte, dass Dunkle Energie und Dunkle Materie mit unser Gefühlswelt korrelieren. Da sei daran erinnert, dass genau jene 96 Prozent geistiger Aktivität sich im "dunklen" Unterbewusstsein abspielen. Daran knüpft sich die Frage, inwieweit Dunkle Materie und Dunkle Energie mit diesem Unterbewusstsein identisch sind. Warnke referiert als Antwort die Untersuchungen von Teilchen der Dunklen Materie, den sogenannten WIMPs, die sich supersymmetrisch zu den (hypothetischen) Higgs-Teilchen (oder Neutralino-Quanten, die das Nullpunkt-Feld ausfüllen) verhalten. Eine riesige Anzahl dieser WIMPs durchquert über ihre schwache Kernkraft ständig unseren Körper, ohne dass wir es bemerken. Ohne die Zusammenhänge hier weiter zu erklären, sei als Fazit gesagt, dass unser Unterbewusstsein diese Kraft über Gefühle beeinflussen kann und damit Materie steuert. So wie man die Dunkle Energie und Materie nicht messen kann, kann man Gefühle nicht messen; man kann nur ihre Auswirkungen messen. Warnke folgert: "Die dunkle Materie wird (...) von einer verborgenen schwachen Kernkraft begleitet und gleichzeitig womöglich von einer verborgenen Version des Elektromagnetismus. Das aber bedeutet, dass dunkle Materie verborgenes 'Licht' emittiert und reflektiert (...). Neue Modelle erzwingen geradezu die Möglichkeit, dass die dunkle Materie mit der dunklen Energie in Wechselwirkung tritt. Unter dem Einfluss dieser Kraft ist die dunkle Materie bestrebt, sich von jeder Vermengung mit gewöhnlicher Materie zu lösen."[89] Und er schließt mit einer spirituellen Andeutung, ob das nicht der Trennung der Seele vom Körper entspräche, von der die spirituellen Erfahrungswissenschaften sprechen.

Es ist selten, wenn jemand den Brückenschlag zwischen Physik und Spiritualität so beschreibt, dass es kein Spezialwissen braucht, um ihn zu verstehen. Eine solche Person war der Wissenschaftler

Itzhak Bentov, der in seinem Buch "Stalking the Wild Pendulum", erschienen 1977 in den USA (auf Deutsch: Töne-Wellen-Vibrationen), anschaulich und humorvoll erklärt, wie der Übersprung des Bewusstseins in die vierte und fünfte Dimension geschieht oder "wie man intuitives Wissen erlangt." Itzhak Bentov starb leider viel zu früh bei einer Flugzeugkatastrophe; er hätte den heutigen Stand des spirituellen und quantenphysikalischen Fortschritts so dargestellt, dass die Lektüre dieser schwierigen Materie ein sinnlich-geistiges Vergnügen gewesen wäre, was man von den meisten Büchern zu dieser Thematik leider nicht sagen kann, da sie viel zu abstrakt geschrieben sind. In den meisten von ihnen kommt das Wort "Liebe" nur selten vor. "Geist" wird kaum in seiner göttlichen Natur gewürdigt, die dem Menschen inhärent ist. Man vermisst beim Studium der meisten populären Werke über Quantenphysik auch die Einbeziehung des subjektiven Bewusstseins vieler Wissenschaftler, wenn sie Aussagen über das Quantenenergiefeld, das Informationsfeld oder über die holistische Struktur des Geistes machen. Im Rahmen traditioneller wissenschaftlicher Methoden sind natürlich die Forschungsergebnisse zur Quantenphysik beweisbar geworden und für sich genommen sensationell und faszinierend.[90] Die postulierte Einheit des Kosmos oder was Bohm die "implizite Ordnung" nennt, wonach alles Wahrgenommene auf einem tieferen (oder höheren) Hintergrund zu sehen ist, der alles miteinander holistisch verbindet – das sind Metatheorien, die aus realen physikalischen Forschungen abgeleitet werden. Sie haben ihren Wert – aber sie spiegeln keine spirituellen Erfahrungen wider, wie sie etwa im Buddhismus und Hinduismus von Sehern gemacht wurden.

Bentov setzt an der Beobachtung der Wellenphänomene bei Schall und Klängen an, um zu erklären, was stehende Wellen, Wellenüberlagerungen, Wellenverstärkung und Knoten (Ruhepunkte) sind. Dann betrachtet er das Herz-Aorta-System als ein Resonanzsystem von zwei aufeinander abgestimmten Oszillatoren, wie man es zum Beispiel bei Pendeluhren beobachten kann. Wenn bei mehreren nebeneinander angeordneten Pendeluhren die Pendelrhythmen anfangs phasenverschoben schwingen, bringen sie sich nach einiger Zeit in einen gemeinsamen Pendelrhythmus, der dann stabil bleibt. Eine solche Rhythmisierung bilden auch der Herzschlag und die Blutbewegungen in der Aorta. Sie erzeugen das Resonanzsystem einer harmonischen Auf- und Abbewegung von sieben Mal pro Sekunde. Diese von uns selbst erzeugte Rhythmisierung findet man auch bei den Energiefeldern im Vakuum unseres Körpers (aus dem wir fast 100-prozentig bestehen). Die elektromagnetischen und elektrostatischen Felder stehen wiederum in Wechselwirkung mit den entsprechenden Feldern außerhalb des Körpers. Dazu gehören die isoelektrisch statischen Felder des Planeten, das Magnetfeld der Erde, des Mondes, der Sonne und die elektromagnetischen Felder anderer Menschen. Die Frequenz der Erde ist resonant mit den Mikrobewegungen im menschlichen Körper. Bei Meditationen wird das Herz-Aorta-System über längere Zeit stabil gehalten und überträgt auf den ganzen Körper jene 7 Hz/sec-Rate der Schwingungen. Das wird als sehr wohltuend erfahren.

Dieser Basisrhythmus reicht über die Nervenzellen bis hinauf ins Gehirn, wo er bewusst wahrgenommen wird, gleichgültig ob er von außen oder von innen wirkt. Nervenzellen von Sinnesorganen aber arbeiten nach dem oszillierenden Muster von Stimulus/Reiz-Bewegung-Ruhe. Ruhe ist die kurze Zeit, bis die Zelle den nächsten Impuls losschickt. Interessant für die Bewusstseinsentwicklung ist nun die Ruhephase. Jedes oszillierende System – also auch das Nervensystem und unser ganzer Körper, der als Ganzes einen Oszillator darstellt – ist immer eine Pendelbewegung von Bewegungsphase zu Ruhephase und so weiter. Impuls/Bewegung ist verantwortlich, dass wir etwas erfahren. Ohne Bewegung beziehungsweise Veränderung keine Realität. Was aber geschieht am Ende oder am Wendepunkt der Pendelbewegung?

Hier ist die Geschwindigkeit null; ebenso die Zeit, die für die Änderung der Geschwindigkeit notwendig ist. Je mehr sich das

Pendel dem Wendepunkt nähert, umso kleiner wird die Strecke, die pro Zeiteinheit zurückgelegt wird. Die Quantenmechanik nach Planck besagt, dass wir bei Entfernungen unter zehn Zentimetern "praktisch eine neue Welt betreten".[91] An der extremen Stelle der Pendelbewegung kollabiert der Raum-Zeit-Kausalnexus. Das Teilchen (hier: das materielle Pendel) kann den Raum in alle Richtungen durchqueren, ohne dass das in Zeit messbar ist; es kann es, ohne dass Zeit abläuft. Wenn man den durchlaufenden Raum durch Null(Zeit) dividiert, dann ergibt das eine unendlich große, unbegrenzte Geschwindigkeit, in der das geschieht. Sie ist schneller als das Sonnenlicht. Teilchen, die schneller sind als Licht, sind nicht mehr die physikalisch messbaren Photonen, sondern Tachyonen.

Und noch etwas wird an dieser Stelle erfahrbar und beobachtbar: Nach der Heisenbergschen Unschärferelation kann man den Bewegungsimpuls (Geschwindigkeit x Masse) und die Position eines Teilchens nicht gleichzeitig klar bestimmen. Misst man Ersteres, wird das Zweite verschwommen – und umgekehrt. Angewendet auf die Pendelbewegung heißt das: Wenn wir die Bewegungsgröße des Pendels am Extrempunkt bestimmen, dann wird die Position völlig undefinierbar. Das Pendel kann demnach überall im unendlichen Universum sein – aber es braucht dazu Nullzeit. Das Pendel verschwindet, Materie verschwindet am Punkt des völligen Stillstands.

Genau diesem Prozess nähert sich das Bewusstsein, wenn man meditiert: Die objektive Realität verschwindet. Das Bewusstsein ist an dieser Stelle überall und zur gleichen Zeit gegenwärtig; es ist allgegenwärtig. Bentov: "Ausdehnung des Bewusstseins führt zur Ausdehnung in den Raum."[92] Das Bewusstsein verlässt an dieser Stelle sein Gebundensein an die physische Realität, die durch die Sinnesorgane und den Atomaufbau gegeben ist, und springt in einen materiefreien Geistzustand.

Die spirituellen Schriften des Ostens meinen genau denselben Bewusstseinszustand, wenn sie von "Stille der Gedanken" (skr.: samadhi) als Ziel des Meditierens sprechen.

So heißt es bei Shankara im *Kronjuwel der Erleuchtung* (skr.: vivekacūḍāmaṇi):

> *"Stille der Gedanken heißt dauerndes Verharren im wahren eigenen Ziel, indem man sich von den zahllosen Gegenständen der Sinneswahrnehmung loslöst und sich deren Mängel immer wieder vor Augen führt."* (Vers 22) Und in Vers 26:

> *"Meditative Versenkung ist dauernde Konzentration auf die ewig reine Absolute Wirklichkeit (Brahman), nicht aber der freie Lauf der Gedanken."*[93]

Können wir das überhaupt wahrnehmen, liegt doch der Realitätswahrnehmung das materielle Substrat der Sinnesorgane zugrunde?

Wir kennen den Unterschied von objektiver und subjektiver Zeit. Objektive Zeiterfahrung ist an die Physis gebunden. Wir sind aber auch ein nichtmaterieller, geistiger Beobachter. Wir können mit ihm Zeitreisen machen, die viele Raumzeiten durchmessen, und dabei können wir die Lichtgeschwindigkeit überschreiten. Wenn wir dann wieder in die Gegenwart des materiellen Körpers zurückkommen, wundern wir uns, wie wenig objektive Zeit vergangen ist. Wir haben eine ungemein ausgedehnte subjektive Zeit verbracht, während die sogenannte objektive Zeit viel kürzer war. Diese Erfahrung ist allgemein bekannt.

Wer ist es also, der die völlig unbegrenzte Geschwindigkeit am Ende der Pendelbewegung erreicht? Es ist der geistige, nichtphysische Beobachter, während der materielle Körper verschwindet und unbestimmt wird. Dieser "subjektive" Beobachter bleibt unversehrt, während er über jene 7hz/sec-Schwingung hinausgeht. Und das passiert in jeder Sekunde 2 x 7, also 14 Mal. Die meisten Menschen registrieren diese "Erleuchtungsmomente" nicht. Aber für erfahrene Meditierende wird es wahrscheinlich, die Zustände der subjektiven Zeit wahrzunehmen, länger darin zu verweilen und aus ihnen wieder zurückzukehren. Dabei bewegt sich der

Beobachter eigentlich durch seine eigene objektive Zeit und die von allen anderen, also in Vergangenheit und Zukunft gleichzeitig. Im Unterschied zur Welt des vergänglichen Bewusstseins, die, weil an den Körper gebunden, sterblich ist, gerät man in eine raum-zeitlose Welt, die man auch die unsterbliche Welt des ich-losen Geistes oder das absolute Sein nennen könnte. Es ist die absolute Welt des Brahman der Hindus, es ist die Welt des Nirvana der Buddhisten, es ist die Welt des Heiligen Geistes der Christen, die Welt des "ana'l-Haqq" der Sufis. In dem uralten Vigyan Bhairava, dem Sochanda Tantra und dem Malini Vijaya Tantra gibt Shiva seiner Gemahlin Devi Lehren, durch die man die Raumzeit des Geistes jenseits des dreidimensional wahrnehmenden Bewusstseins erreicht. In einer dieser Lehren heißt es:

> *"Wenn du einer weltlichen Tätigkeit nachgehst, so halte deine Aufmerksamkeit* [auf den Punkt] *zwischen zwei Atemzügen gerichtet, und wenn du in dieser Weise übst, wirst du innerhalb von wenigen Tagen neugeboren sein."*[94]

Aus diesem das ganze Sein enthaltenen Urraum geht das menschliche Bewusstsein hervor. Es ist die Grundlinie für alles andere, zum Beispiel Bewegung, Schwingung. Amma vergleicht das absolute und das relative Sein mit einem Ozean. Die stille Tiefe des Ozeans ist die absolute Realität, die Wellen an der Oberfläche sind die sichtbare, relative Realität. In früheren Kapiteln habe ich dasselbe auch den Raum der quantenphysikalischen Superposition genannt[95] oder mit Warnke "das Meer aller Möglichkeiten" oder das Akasha-Feld. Was in dieser Welt erfahren werden kann, davon geben die Berichte von Nahtodpatienten einen Vorgeschmack. Aber eigentlich sind es die Lehren und Handlungen spiritueller Meister und Mahatmas, die uns ahnen lassen, welche große heilsame Kraftquelle der absolute Geist für die Menschheit ist. Ich habe das an Beispielen der Lehren und aus dem Leben von Shirdi Sai Baba und Sri Mata Amritanandamayi Devi in früheren

Kapiteln erwähnt. Die transzendentalen Geistwahrnehmungszustände werden im Hinduismus als Samadhi bezeichnet. Dem spirituellen Lehrer ist es in einem solchen Zustand möglich, Menschen an jedem von ihm gewählten Ort in der Lichtgestalt zu erscheinen, die für das Wohl des Betreffenden am hilfreichsten ist. Nach dem Resonanzprinzip erfahren diese Erscheinungen Menschen, die eine selbstlose Liebe zu ihrem Satguru oder spirituellen Lehrer haben. Sie können ihn durch Anrufungen, Gebete und Visualisierungen um Hilfe bitten. Durch das Ego kann man den Meister nicht erreichen.

Bentov weist darauf hin, dass jeder Oszillator sich während seiner Schwingungen "ein- und ausschaltet". Es ist also möglich, dass auf höherer (göttlicher) Bewusstseinsebene (der Liebe) der materielle Mensch verschwindet und woanders (oder überall) in geistiger Form auf nichtlokale Weise wieder auftaucht, genauso wie Teilchen (Quanten) im "Zustand" der Welle. Entsprechend der Superposition von Wellen, die Information vom Ganzen (also auch die von allen anderen) des Universums enthalten, erhält man im Samadhi Erkenntnisse über das Universum, über das Schicksal der Menschheit aus allen (objektiven) Zeiten.

Ich fasse zusammen: Es besteht eine Übereinstimmung der neurophysiologischen Erkenntnisprozesse (Gedanken) im Gehirn mit dem Verhalten von Quanten. Wenn wir ins subjektive Zeiterleben shiften, wie wir es weiter oben geschildert haben, nehmen wir durch die nichtmateriellen Wellen (Schwingungen) unseres Geistes die Welt ebenfalls als Wellen wahr. Es gibt dann eine Verschränkung zwischen der Geistnatur der Teilchen in und außerhalb von uns, ohne dass man diese Unterscheidung noch machen kann. "Denn was innen ist, das ist außen" könnte man hier mit Goethe sagen, der diesen Vorgang intuitiv erfasste und in Poesie ausdrückte. (Goethe: Epirrhema)

In diesem Moment passiert aus quantenphysikalischer Sicht eine Superposition des menschlichen Geistes, indem er universeller, nichtlokalisierbarer, Vergangenheit und Zukunft umfassender Geist der vierten Dimension wird, weil er sich mit allen Geist-Wellen des Kosmos, dem "Meer aller Möglichkeiten" (Warnke), überlagert, und zwar sowohl Informationen empfangend als auch aussendend und den universellen Geist mitgestaltend. Das nennt man das Resonanzprinzip des Geistes. Der Geist tritt in Resonanz mit dem ganzheitlichen kollektiven Geist des Akasha-Feldes.

In dem Moment, wo aber ein Gedanke aus diesem Geistprozess heraus entsteht, bricht die Wellenfunktion zusammen und es entsteht ein persönliches menschliches Bewusstsein.[96] Man wird zu einem "ICH-Fragment des Ganzen". Der Geist nimmt Teilchennatur an, weil seine Energie an die Masse (Physis) gebunden ist.

Quantenphysikalische Befunde sowie solche über das Bewusstsein zeigt uns:

- Je tiefer die Schichten des limbischen Systems, die die Wahrnehmung leiten, desto mehr Kohärenz besteht mit den Wellenfunktionen des Informationsfeldes (oder Nullpunkt-Feldes).

- Je mehr ich neokortikale Bewusstseinsakte reduziere (still werden), desto weiter wird mein Wahrnehmungsfeld in Richtung "Reisen" in die 4. und 5. Dimension (und weitere) gedehnt.

- Die Wahrnehmungsweite und -tiefe ist von einem "Für-möglich-Halten" paranormaler Realitäten abhängig.

- Jede Bewusstseinserweiterung ist ein Prozess der Energie der Liebe – der Kraft, die alles mit allem verbindet und Sinn macht.

- Nach dem Prinzip der Nonlokalität sind Gedanken synchron über unendliche Strecken mit den Gedanken aller anderen verbunden und informieren sich gegenseitig.

- Geist (Bewusstsein) gestaltet Materie vom feinsten bis zum gröbsten Zustand.

- Das Gedächtnis funktioniert holographisch, das heißt, ein Gedächtnisinhalt enthält alle anderen. Auch hier gilt: Wie im Mikro-, so im Makrokosmos.

- Alle von allen jemals ausgesandten Gedanken sind im universalen Gedächtnisfeld gespeichert. Dieses Feld nennt man auch die Akasha-Chronik.

- Unser Gehirn speichert die Informationen aus dem Akasha-Feld in Form pulsierender Wellen. Intuition, innere Bilder, Einsichten und Gedanken sind nur verschiedene Erscheinungsformen, zu denen sich die Wellen transformieren; Sinngebung und Verstehen ist den Wellen inhärent in dem Moment, wo sie dem persönlichen Bewusstsein bewusst werden.

- Heilung entsteht, wenn das Bewusstsein mit den Wellenfunktionen kohärent ist. Dasselbe gilt für Erleuchtung.

In den letzten beiden Kapiteln haben wir zwei große Forschungsstränge betrachtet, die sich mit der Frage nach dem Ursprung des Lebens befassen. Beide scheinen von demselben Antrieb motiviert zu sein: der Suche nach einer Essenz, welche alle Phänomene des Kosmos zusammenhält (Kohärenz) und einen guten Sinn gibt.

Das Motiv für diese Suche ist die Sehnsucht nach absolutem Glück, nach unsterblicher Glückseligkeit durch erlebte Gotteserfahrung. Man kann die Gründe dafür in der Überwindung des Todes sehen, man kann sie im Leiden am Zustand der irdischen Tatsachen von Krankheit, Alter und Tod sehen. Von der Gewissheit einer Gotteserfahrung erhofft sich der Mensch die Befreiung von der Abhängigkeit seines Lebens vom Körper, von Bedrohungen seiner physischen und psychischen Gesundheit, die das Leben mit sich bringt. Der Mensch möchte Gewissheit, dass es einen liebenden Kern in ihm gibt, der ewig lebt und keine Angst vor dem Sterben haben muss. Für diese Kern-Essenz hat er viele Namen:

göttlicher Funken, Gott in mir, absolute unendliche Seinsheit, brahman, alla'ha.

Unzählige Heilige und Weisheitslehrer in allen Religionen und Kulturen erinnern uns durch ihren Lebenswandel und das Glück, das sie ausstrahlen und anderen brachten beziehungsweise bringen, daran, dass es Gott in jedem von uns gibt.

Wie sehr die Quantenphysiker und Bewusstseinsforscher von einer spirituellen Antriebskraft beseelt sind, kann ich nicht sicher beurteilen. Bei einigen aber stoße ich auf Aussagen, die auf ein transzendentales, metaphysisches Denken hinweisen.

Der Biologe Ulrich Warnke, dem ich die hier reflektierten Quanten-Bewusstseins-Recherchen verdanke, nennt als Motiv, das Wesen des Lebens zu verstehen, und einen "Hang zur Spiritualität" (ebd.,10). Für die Wissenschaftler William Tiller und Itzhak Bentov ist der Mensch mit einer Realität verbunden, die jenseits der Materie liegt, zu der das psychische Bewusstsein Zugang hat und wo er dem Schöpfer, Gott, bei seiner Arbeit mithilft. Der bekannte Philosoph und Systemtheoretiker Ervin Laszlo ist von der Frage, was unsterblich ist, bewegt. Er untersucht, was "das Herz des Universums" ist und belegt mit verschiedenen wissenschaftlichen Befunden, dass wir alle durch das 5. Feld, das Quantenenergiefeld, eins sind, in dem jede individuelle Erfahrung unsterblich aufgehoben ist. Der Physiker Hal Puthoff war angetrieben von der Hypothese, dass es im Menschen eine Quantenresonanz geben müsse, die uns in Verbindung mit einer "dezentralisierten, einheitlichen Intelligenz" im Metaversum bringt, die er auch "Gott" nennt. Die berührendste Aussage aber fand ich über Ed Mitchell, dem Astronauten des Raumschiffs *Apollo 14*. Mitchell hatte bei seinem Blick aus dem Fenster des Raumschiffs "das seltsamste Gefühl, das er je erlebt hatte: ein Gefühl der *Verbundenheit*, als seien alle Planeten und alle Menschen aller Zeiten durch ein unsichtbares Netz miteinander verknüpft."[97] Die Folge dieser spirituellen Erfahrung war, dass er die akademisch-traditionelle Newtonsche Sichtweise über die Dualität von Materie und Energie in Frage stellte und sich für die quantenenergetischen Forschungen, einschließlich der Erforschungen des menschlichen Bewusstseins, einsetzte und Parallelen zu den heiligen Schriften der Veden fand.

Aus persönlicher Erfahrung möchte ich hinzufügen, dass man ein Einheitsbewusstsein und jene Allverbundenheit durch die universelle Liebe erleben kann, wenn man an einem von Ammas Darshans teilnimmt. Dasselbe erlebt man überall dort, wo eine große Menschenmenge mit offenem Herzen laut für den Weltfrieden betet, ohne dazu manipuliert worden zu sein.

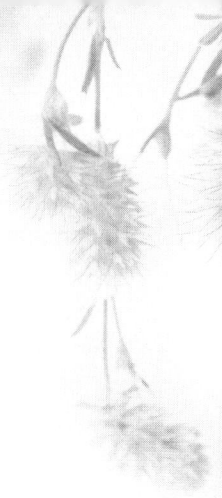

III.
Strukturen des feinstofflichen Körpers

Wir wollen uns zunächst erinnern: Die Versuche über Fernheilungen haben gezeigt, dass Heiler ihr Bewusstsein für eine kosmische Energie jenseits ihres analytischen Verstandes öffnen. Dabei verschmilzt ihr Bewusstsein mit dem Unterbewusstsein, das resonant zum universalen Informationsfeld ist, zu einem Einheitsmuster, das kohärent ist mit den Wellenfunktionen des Nullpunkt-Feldes, in das es holographisch eingebettet ist. Das dabei in Richtung auf die Patienten ausgestrahlte kohärente Licht ordnet alles am Patienten, was nicht im Bereich der kohärenten Strahlung liegt, zum Beispiel einen Konflikt im Bewusstsein oder eine Disharmonie zwischen neokortikalem und limbischem Verschaltungsmuster oder eine körperliche Erkrankung. Nicht nur diese modernen Heiler, sondern alle anderen spirituellen Heiler aus religiösen Traditionen bezeugen, dass die stärkste Heilkraft von der Energie der nichtpersönlichen Allliebe ausgeht, denn sie aktiviert die Einheit, die alle Widersprüche auflöst. Aus dem Niedrigen (Konflikte, Störungen, Anhaftungen des Geistes etc.) kann man nur durch das Höhere emporsteigen.

Das gilt auch, wenn wir uns selbst heilen. Ohne uns selbst für die transpersonale, nichtegoistische Liebe zu öffnen, geht es nicht. Heilung setzt voraus, dass ich mein Bewusstsein so weit erweitere, dass es sich für die Quelle kohärenter und heilender Energiewellen jenseits der bekannten Dreidimensionalität öffnet und die subtilen, feinstofflichen Bilder und Strukturen akzeptiert, die dabei empfangen werden. Das können allerlei Lichterscheinungen sein, die dem Menschen außergewöhnliche Erkenntnisse und paranormale Fähigkeiten schenken. In östlichen Lehren sind sie als *siddhis* bekannt. Es wird aber auch davor gewarnt, sie zu egoistischen und manipulativen Zwecken zu gebrauchen; sie wirken nur dann positiv, wenn man sie zur selbstlosen Heilung oder als Wohltat für andere verwendet. Diese Lichterscheinungen werden aus dem Akasha-Feld abgerufen, in dem sie seit langer Zeit aufgehoben waren. Sie können sich als Engel, Erzengel, Aufgestiegene Meister und geistliche Lehrer, Avatare, Heilige, Rishis bis hin zu Christus oder als göttliche Mutter offenbaren. Es hängt von der Kultur, Religion, der Intensität und der Tiefe der Motivation ab, welches heilige Wesen erscheint und welche Botschaft es übermittelt. Auch wenn es im "Faust" Goethes heißt: "Wer immer strebend sich bemüht, den können wir erlösen", so kann der Mensch nicht mit seinem Willen ein heiliges Wesen herbeizwingen – es bleibt ein Geschenk der Gnade, wenn es erscheint. Aber er kann sich durch ein tugendhaftes Leben und durch spirituelle Praxis darauf vorbereiten.

Wenn wir unser Bewusstsein auf diese höheren Ebenen der Wahrnehmung anheben, dann müssten wir ebenfalls unsere eigenen geistigen Strukturen oder Bilder wahrnehmen, durch die wir leiden. Im Buddhismus wird gelehrt, dass es zuerst die flüchtigen Gedanken sind, die Leiden auslösen; dann verfestigen sich Gedanken zu Worten und ganzen Glaubenssätzen, die man sich und anderen sagt, und diese leiten dann Handlungen, bewusst begangene und unbewusst begangene. Und wenn man das alles im Leben wieder und wieder bekräftigt, entsteht eine verfestigte Persönlichkeitsstruktur, die leidet und anderen Leid zufügt. In Kapitel II, 4 habe ich erläutert, dass Gedanken durch telepathische Übertragung von anderen gespürt werden, auch über große Entfernungen hinweg. Ich habe aus quantentheoretischer Sicht dazu das Phänomen der Quantenteleportation erläutert.

Dasselbe wird uns von den spirituellen Heilern und Sehern berichtet. Abhängig von unserem Charakter senden wir negative oder positive Denkbilder aus und ziehen dementsprechend ähnliche von anderen an. Am klarsten hat Daskalos beschrieben, dass es negative Gedanken sind, die am Anfang allen Leids stehen. "Elementale" nannte er sie, "böse Geister" heißen sie in der Bibel. Sie erscheinen ebenfalls als Wesen vor unserem geistigen Auge, allerdings als dunkle und manchmal erschreckende Gestalten. Jeder Mensch trägt solche negativen Elementale mit sich herum, und zwar in seinem feinstofflichen Körper. Wir werden unweigerlich auf sie stoßen, wenn wir anfangen, unser Bewusstsein in Richtung Heilung und Liebe zu erweitern. Wir werden diese Elementale im Licht der Liebe als fremdartige Schattengebilde erkennen und werden uns fragen, warum wir sie mit uns herumgeschleppt haben und wie wir sie loswerden können – wenn wir wollen.

Wie und wo der Ort der lichten wie der dunklen Gedankenformen aufgefunden werden kann und wie wir uns von den Elementalen heilen können, das wird in den folgenden Kapiteln beschrieben.

Aufbau des feinstofflichen Körpers: Felder, Schichten, Pulsationen, Farben, Chakren

Ich fasse hier die bekanntesten Quellen zusammen, die mittels Beschreibungen oder Zeichnungen über den Aufbau des feinstofflichen Körpers informieren. Es sind dies alte und neuere Quellen des Hinduismus, des Buddhismus in Tibet und in Japan; und es sind neuzeitliche Quellen der Theosophischen Gesellschaft (Besant/Leadbeater), wissenschaftliche Erforschungen der Aura und Zeugnisse moderner Heiler und Therapeuten, wie zum Beispiel John Pierrakos, Barbara Brennan und Nicholas Demetry. Untersuchungen über die Aura weisen aber auch darauf hin, dass in fast allen Hochkulturen der feinstoffliche Körper und die Heilung desselben bekannt waren (und zum Teil noch sind).[98]

Der feinstoffliche Körper setzt sich aus fünf Schichten zusammen. Manche Systeme unterscheiden aber auch sechs oder sieben Schichten. Die Unterschiede ergeben sich aus den subjektiven Erfahrungen von spirituellen Lehrern und ihren Schülern. Diese nennen:

- den Ätherkörper, der direkt mit dem grobstofflichen Körper verbunden ist und auf der Haut aufliegt,

- den Emotionalkörper, der oft auch als Astralkörper bezeichnet wird,

- den niederen Mentalkörper, der mit den Denkprozessen verbunden ist, sofern diese unmittelbar mit den Sinneswahrnehmungen zusammenhängen,

- den höheren Geistkörper oder Kausalkörper, der mit der intuitiven und integrierenden Arbeit des Bewusstseins verbunden ist, und

- den Körper des erleuchteten Geistes, der die Wahrnehmung des Geistes an sich ermöglicht.

Leadbeater	Höchstes Yoga Tantra	Tansley	Shankara	Ken Wilber	Buddhistisch
physische Welt / Ätherkörper	Welt der Sinneswahrnehmungen	Äther-Körper	materielle Hülle	grobstofflicher Körper	Nirmanakaya
Astralwelt	Welt der emotionalen Wahrnehmungen	Gedanken-Körper	emotionale Hülle	subtiler Körper	
Mentalwelt mit Körper	Welt der grobstofflich-emotionalen Wahrnehmungen	Kausal-Körper	Welt des mittleren Geistes		
Mentalwelt / Kausalkörper mit oder ohne Körper	Welt des subtilen Bewusstseins (kausal)		Welt des hohen Geistes	kausaler Körper / formloser Körper	
buddhische Ebene / Intuition Welt / erleuchteter Geist (Ab 7. Chakra)			Welt des Seligkeit-Geistes (kausal)		Sambhogakaya -> Dharmanakaya
atmische Ebene / Geist-Welt / universeller Geist	Leere / klares Licht / non-dual		Atman / Sat-cit-ananda	Turiya / Atman / non-dual	
Paranirvana: siehe Ebene Monaden / Logos-Welt					
Adi-Welt oder Gottes-Welt					

Synopsis 1: Struktur der feinstofflichen Welten nach Wilber

Ich gebe hier eine Synopsis über die verschiedenen gängigen Systeme des feinstofflichen Körpers wieder (siehe Synopsis 1, Seite 119). Die Klassifikation von Barbara Brennan, die ich im Folgenden bespreche, unterscheidet sich von den klassischen Angaben in der Synopsis 1 (siehe Synopsis 2). Sie erfasst den menschlichen Geist nur bis zur 4. Stufe der Synopsis. Ferner werden Stufen, die über das siebte Chakara hinausgehen, nicht erfasst. In Kapitel IV werden wir sehen, dass das Chakrasystem von Nicholas Demetry zwar andere Akzente setzt, im Grunde aber mit dem von Brennan übereinstimmt. Beide Systeme gründen im Übrigen auf dem traditionellen indischen System.[99]

materieller Köper		1. Chakra
Ätherkörper	blau-weiße Aura	2. Chakra
emotionaler Körper	unterer emotionaler Aspekt	2. Chakra
mentaler Körper	unterer, neutraler Aspekt eingefärbt durch Emotion	3. Chakra
astraler Körper	Transformation personaler zu transpersonalen Gefühlen	4. Chakra
ätherischer Körper negativer Körper	Blaupause des Ätherkörpers	5. Chakra
himmlischer Körper	emotionaler Aspekt des Geistes	6. Chakra
ketherischer Körper	mentaler Aspekt	7. Chakra

Synopsis 2: Struktur der feinstofflichen Körper und der Chakren nach Brennan

Moderne Heiler wie Barbara Brennan unterscheiden sieben subtile Körper.

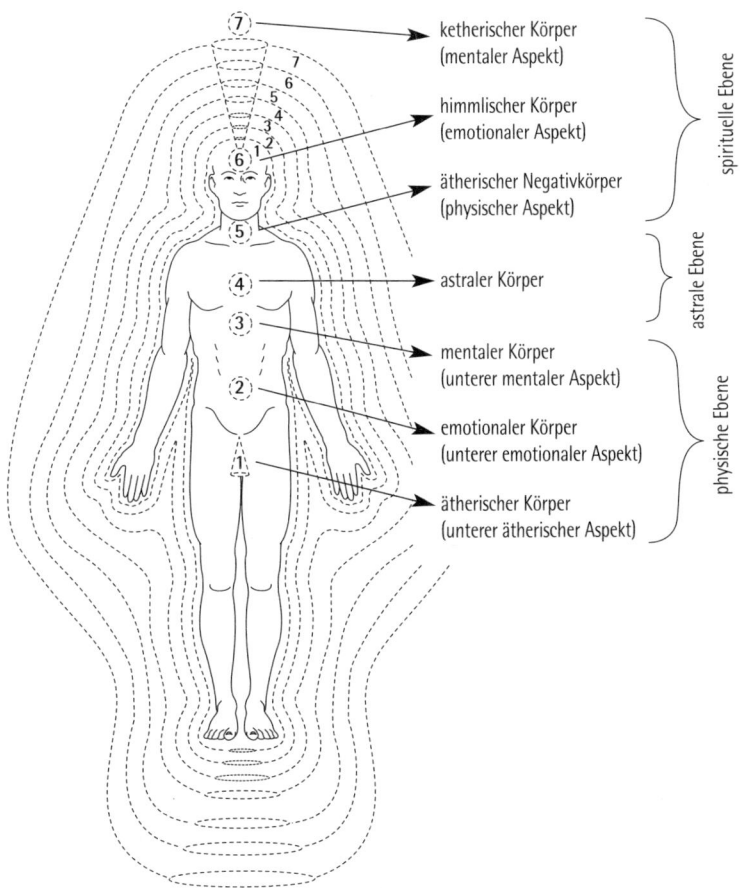

Die sieben Auraschichten

Schichten:

1.= ätherisch; 2.= emotional; 3.= mental

1.-3. Schicht: feinstofflich-körperlich

4.= astral (Herz-Gefühle)

5.= ätherisch-geistig; 6.= emotional-geistig; 7.= mental-geistig

5.-6. Schicht: feinstofflich-geistig

Die höchsten Auraschichten, in der Literatur auch als Kausalkörper bezeichnet, werden durch die Öffnung des 6. und 7. Chakras zugänglich. Alle Schichten leuchten farblich entsprechend der mit ihnen verbundenen Chakren. An den Grenzflächen des Mentalkörpers oder psychonoetischen Körpers erscheinen die Gedankengestalten oder Elementale, entweder solche, die vom 1. bis 3. Chakra ausstrahlen (niedriger emotional-mentaler Aspekt), oder jene, die von den höheren Chakren ausgestrahlt werden (oberer emotional-mentaler Aspekt); die stärksten heilenden himmlischen Elementale werden an den Grenzflächen des Kausalkörpers sichtbar. Der Ursprung der heilenden Elementale selber ist hier nicht darstellbar.

Der spirituelle Körper dehnt sich jenseits des Kausalkörpers aus und öffnet sich mit den Chakren jenseits des 7. Chakras.

Die unteren drei (vom Unterleib aufwärts) sind ihrer Erfahrung nach eng mit der vergänglichen Persönlichkeit verbunden. Nur den vierten, den mit dem Herzen verbundenen Körper, nennt sie "Astralkörper", wobei an Gefühle höherer Ordnung, die aus dem Herzen kommen, zu denken ist, wie zum Beispiel selbstlose Liebe oder Freude an der Schöpfung. Den fünften bis siebten Körper ordnet sie der spirituellen Ebene des Menschen zu, zum Beispiel der Sehnsucht nach Gott oder etwas Heiligem (5. Körper); ganzheitliches, intuitives Sehen und das Erkennen von spirituellen Gesetzen (6. Körper); Erfahrung des Einsseins mit der Schöpfung und dem Kosmos (7. Körper).

Da Brennan umfangreiche Farb- und Strahlungsmessungen unternommen hat, sind ihre Unterscheidungen recht präzise. Dasselbe kann man auch von den Untersuchungen John Pierrakos' sagen. Er hat außerdem die Pulsationen und Frequenzen der Auraschichten bei seinen Klienten über längere Zeiträume beobachtet und für die körperpsychotherapeutische Arbeit genutzt. Ähnlich intensive Forschungen hat die Heilerin Rosalind Bruyère gemacht und veröffentlicht.[100]

Wegen der Genauigkeit der Daten beziehe ich mich in den folgenden Kapiteln auf die Arbeiten von Pierrakos und Brennan; auch bei der Heilbehandlung negativer Elementale, wie sie von Daskalos und Demetry/Clonts gelehrt wird, greife ich auf diese Systeme zurück.

In allen Systemen ist seit alters her die Beschreibung der feinstofflichen Körper immer mit der Beschreibung der Chakren verbunden, jener Energietrichter in der Aura, die die Körper, einschließlich des grobstofflichen Körpers, mit kosmischer Energie versorgen und am Leben erhalten. Jeder der sieben subtilen Körper wird von einem der sieben Chakren mit Energie versorgt; aber da alle von einer einzigen Energiequelle leben, ist die Essenz dieser Lebensenergie stets dieselbe. Wenn also ein einzelner subtiler Körper primär gestört ist, sind auch alle anderen davon betroffen. Es sei an das Hologrammsystem des menschlichen Körpers erinnert. Jedes Chakra und jede subtile Körperschicht weiß um die Leiden und Freuden des kleinsten Teils im Menschen.

Der feinstoffliche Körper wird meistens als elektromagnetisches Feld beschrieben, dessen Wellen aus Photonen in unterschiedlichen Frequenzen bestehen und schwingen. Wir sollten aber nicht vergessen, dass jede elektromagnetische Strahlung dieser Feldschichten unterschiedliche Bewusstseinszustände spiegelt. Materie ist, wie ich in den vorigen Kapiteln ausgeführt habe, eine Form oder Gestalt des Bewusstseins; das gilt ja auch für Gefühle. Wenn man sich in einem Bewusstseinszustand befindet, der sich in die Auraschichten ausgedehnt hat, wird man Strukturen wahrnehmen, die sich aus Licht, Farben, Formen und Bewegungen zusammensetzen, die Gefühle aussenden und die zugleich mit einem Gedanken verknüpft sind. Daskalos nannte diese einheitlichen lebendigen subtilen Gestalten "Elementale". Obwohl die Auraschichten keine normalen festen Grenzen haben, bilden sie doch so etwas wie Grenzflächen aus subtilem Lichtstoff. Die Strukturen zeigen sich meiner Erfahrung nach auf diesen Grenzflächen wie auf einer Spiegelfläche. Die Wahrnehmung, dass alles, was wir sehen und erleben und vor allem während spiritueller Visionen wahrnehmen, sich wie auf einer Spiegelfläche zeigt, die einer unendlich kosmischen Intelligenz "aufliegt", hat Gopi Krishna während seiner Erleuchtungserfahrung erkannt. Er schreibt an einer Stelle seiner Kundalinierfahrung:

> *"Man stelle sich das Universum als einen gigantischen Film vor, der sich Szene auf Szene in Zeit und Raum entfaltet auf einer riesigen, intensiv lebendigen, ätherischen Leinwand, die völlig unberührt von den Aktionen des Dramas bleibt."*[101]

Diese visionäre Erfahrung von der kosmischen Intelligenz, die sozusagen hinter der Szene operiert, erinnert an den Vergleich, den Amma häufig verwendet: Die Quelle des Bewusstseins ist wie der ruhige, unbewegte Grund des Ozeans, während die phänomenale Welt die vielförmigen Wellen an seiner Oberfläche sind.

Je klarer ein Bewusstseinszustand ist, desto klarer "sieht" man auch die entsprechenden und sich spiegelnden Gedankenformen. Es macht also Sinn, wenn man davon spricht, dass sich im Bewusstsein des Menschen das spiegelt, was er denkt. Wir werden später darauf zurückkommen, was man tun muss, um die Spiegelfläche sauber zu halten, wenn man die eigenen negativen Elementale transformieren will.

Elementale ähneln manchmal den Gestalten, die man als Fabelwesen, Gespenster oder Geisterfiguren in Märchen, Sagen oder Mythen gesehen hat oder über die in Phantasieerzählungen berichtet wird. Da gibt es auch strahlend schöne göttliche Lichtgestalten, die dem Menschen Angstfreiheit, Glück, Gesundheit bringen. Es gibt sehr viele Ausformungen dieser feinstofflichen Gedankenformen – je nach dem Bewusstseinszustand und kulturellen, religiösen und geschichtlichen Umfeld des Menschen.

Die Strukturen werden umso durchscheinender und universeller in ihrer Bedeutung, je weiter sich das Bewusstsein vom physischen

Körper entfernt, bis ein strukturloser, formloser Raum reinen, nichtdualen Geistes aus Über-Licht (lichtloses Licht) erfahren wird, den man allgemein als Erleuchtungsgeist bezeichnet.

In den Veden wird gesagt, dies sei der Atman des Menschen, sein wahres, ewiges und unsterbliches Selbst, und man sei dann "sat-cit-ananda", das heißt "Sein-Bewusstsein-Glückseligkeit". Im Buddhismus nennt man diesen Raum den Dharmakaya. Es ist "die Dimension der 'leeren', bedingungslosen Wahrheit, in der Illusion, Unwissenheit und jegliche Art von Konzepten niemals vorgekommen sind."[102] Diese Ebene aber liegt weit außerhalb der allgemein bekannten sieben Auraschichten und erstreckt sich über das dreidimensional erfahrbare Universum hinaus. Also materialisieren sich in den Auraschichten graduell die ursprünglichen und unsichtbaren Energien (Wellenfunktionen) des Bewusstseinshintergrunds, was in der west-östlichen Mystik das Land des reinen Bewusstseins genannt wird. Dabei unterscheiden sich die Bewusstseinsformen nach ihrer Strahl- und Leuchtkraft im Bereich des (noch) sichtbaren Lichts und der messbaren Frequenzen.

Negative Gedankenformen mit Gefühlen von Trauer, Wut oder Angst haben niedere Schwingungen, sind von geringerer Reichweite und haben dunkle Lichtfarben. Positive Elementale der Freude, der nichtegoistischen Liebe und Demut/Vergebung haben hohe, weitreichende Frequenzen und klare, reine Lichtfarben.

.•⊙•.

Pulsationen

Der subtile Körper pulsiert in drei rhythmischen Phasen innerhalb von ein bis zwei Sekunden 60 bis 120 Zentimeter weit senkrecht zur Hautoberfläche. Diese Ausdehnung hängt vom emotionalen Zustand ab. Bei Depressionen ist die Pulsationsweite gering, bei Freude oder in Ekstase entsprechend weiter. In der ersten Phase, die 1/25-Sekunde dauert, expandiert die Energie; anschließend kontrahiert sie Richtung grobstofflicher Körper und braucht dazu eine Achtelsekunde. Danach folgt eine Ruhephase von ein bis drei Sekunden Dauer. Die Pulsation geschieht 15- bis 20-mal pro Minute; bei starkem Gefühlsausdruck bis zu 50-mal pro Minute.[103]

Pierrakos hat drei Auraschichten gefunden und erforscht. Die erste Auraschicht ist fast durchsichtig und reicht bis zu sieben Zentimeter vom physischen Körper weg. Die zweite Schicht reicht sieben bis zehn Zentimeter vom festen Körper weg und schimmert blaugrau; um den Kopf ist sie bei den meisten Menschen ein hellgelber Strahlenkranz. Eine nächste, mittlere Schicht reicht ein bis zwei Meter in den Raum und ist durchwirkt von weiß-gelben Strahlen, die sich wellenförmig bewegen. Schließlich unterscheidet er noch eine äußere Schicht, die bis zu mehreren Metern in die Umgebung reichen kann, je nach emotionalem Zustand der Person. Sie ist von zart himmelblauer Farbe und von weiß-gold-gelben Strahlen durchzogen, die sich strudelförmig in Spiralen bewegen. Wie auch schon frühere Auraforscher, so hat Pierrakos die hellstrahlende Eiform der Gesamtaura beobachtet. Dabei fließt frontal gesehen die lichte Energie aus dem Zentrum oberhalb des Scheitels nach allen Seiten am Körper entlang nach unten zu den Füßen und steigt von dort im Innern des Körpers in der Wirbelsäule wieder nach oben. Dieser Kreislauf ist auch als Kundalini-Kreislauf in der hinduistischen Kultur bekannt. Zugleich wird der feinstoffliche Körper von außen durch Energie genährt, die Reich "Orgon", das alte China "Chi" und die Veden "Prana" nannten. Der mystische, göttliche Aspekt dieser Energie heißt Shakti. Die "Organe", durch die das geschieht, sind die Chakren.

.•⊙•.

Chakren

Über Chakren gibt es seit langem verschiedene Beschreibungen der Mysterienschulen. Ich teile hier nur diejenigen Informationen über Chakren mit, die bei der praktischen Heilarbeit von Nutzen sind. Genauere, detailliertere Beschreibungen findet man in den Werken von Tansley, Mokerjee, Leadbeater, Brennan, Bruyère und Pierrakos (siehe Literaturverzeichnis). Die Abbildung *Die Lage der sieben Hauptchakren* zeigt die Struktur und Lage der wichtigsten Chakren am menschlichen Körper und ihre Beziehung zum feinstofflichen Körper.

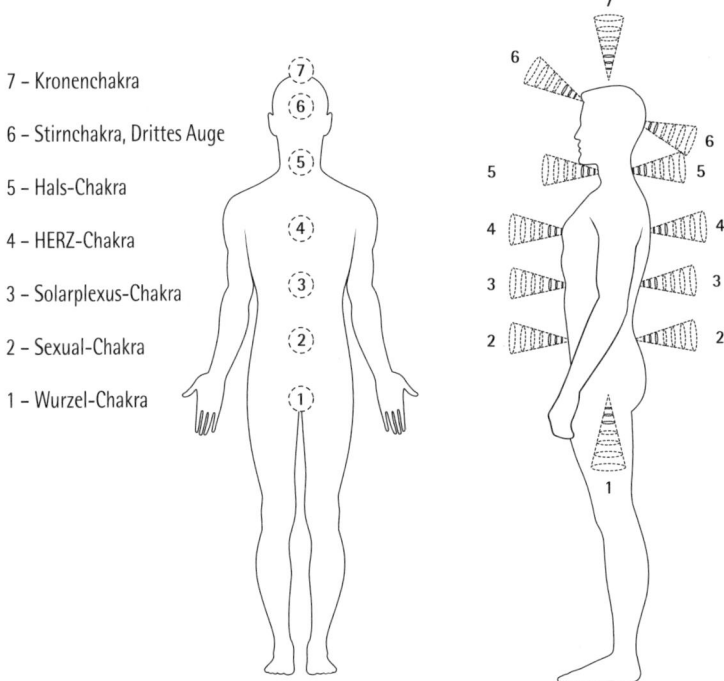

7 – Kronenchakra

6 – Stirnchakra, Drittes Auge

5 – Hals-Chakra

4 – HERZ-Chakra

3 – Solarplexus-Chakra

2 – Sexual-Chakra

1 – Wurzel-Chakra

Die Lage der sieben Hauptchakren

127

Im Allgemeinen unterscheidet man sieben Chakren. Ihre Lage am menschlichen Körper und ihre Anzahl wird unterschiedlich gesehen und abgebildet, je nachdem welchen Weg ein Seher und seine Schüler bei der Entwicklung telepathischer Fähigkeiten beschritten haben. Die sieben Chakren, auf die ich mich hier beziehe, liegen in paarweiser Anordnung an der Vorder- und an der Rückseite des Körpers. Es gibt zwei Energieflüsse von Chakra zu Chakra. Der eine führt vom Kopf abwärts an der Rückseite des Körpers bis zur Basis der Wirbelsäule und hat mit dem Involutionsweg des Menschen zu tun. Das ist der Weg, durch den sich kosmische Energie (aus dem Feld der Quantenwellen) Schritt für Schritt von der subtilsten Form bis zur materiell-irdischen Form inkarniert. Der aufsteigende Strom betritt den physischen Körper durch das Basischakra und steigt sukzessive nach oben, wobei sich das Bewusstsein immer mehr verfeinert, bis es sich beim Durchgang durch das Scheitelchakra als wahres Selbst dem Atman offenbart. Die rückwärtigen Chakren haben mit den Willenshandlungen, der assertiven Kraft des Menschen zu tun, während die vorderen die aufnehmenden/abgebenden seelisch-geistigen Gefühlsbewegungen regulieren.

Chakren sind Energietrichter im feinstofflichen Körper, die sich, wenn man von außen auf den Körper sieht, im Uhrzeigersinn drehen. Ihre Spitzen ragen tief in den Körper hinein bis zur Wirbelsäule, wo sie zwei Energiekanäle längs der Wirbelsäule speisen. Physikalisch betrachtet sind es Wirbel im elektromagnetischen Feld. Bei der Drehung des Feldes entstehen leuchtende Farben und Klänge. Jedes Chakra hat eine spezifische Grundfarbe und einen besonderen Grundklang. Beides kann nur durch hellsichtige beziehungsweise hellhörende Fähigkeiten wahrgenommen werden, welche freilich von jedem entwickelt werden können. Dazu muss man lernen, sich tief zu entspannen und in einen meditativen Bewusstseinszustand zu kommen, in dem man seinen Geist auf die Aura ausdehnt, ohne etwas Bestimmtes sehen zu wollen.

Hinzukommt, dass das Wahrnehmen der Aura und der Chakren vom seelischen Zustand der Person abhängt. Stress und einseitig intellektuelles Verstehenwollen sind ein Hindernis. Eine harmonische innere und äußere Lebensführung sind günstige Voraussetzungen für die Entwicklung spiritueller Fähigkeiten, ebenso ein offenes, mitfühlendes Herz für die Nöte anderer und die Bereitschaft, selbstlos zu lieben. Diese Aussagen findet man seit Urzeiten in allen Mysterienschulen und spirituellen Heilsystemen.

Esoterisch betrachtet sind Chakren Tore für Botschaften aus der geistigen, transpersonalen Welt. Daskalos nannte sie auch "heilige Scheiben", weil man durch sie die Kraft des Heiligen Geistes empfängt und damit viel Gutes für die Menschen tun kann. Der Mystiker Jakob Böhme, der die Chakren real erfuhr, spricht von ihnen als Räder, durch die sich Gott siebenfältig dem Menschen mitteilt.

Wenn man selbst ein eigenes Chakra vor sich sieht, hat es die Form eines Lichtrades von etwa acht bis 25 Zentimetern Durchmesser mit vielen hellen farbigen Speichen, das sich vom eigenen Körper aus gesehen links herum dreht, sofern es nicht gestört ist. In der östlichen Mystik des Hinduismus und Buddhismus wird dieses Lichtrad in Form einer Lotosblüte dargestellt. Das sich am schnellsten drehende Rad über dem Scheitel wird auf vielen Götterbildern, auf Thankas und an Tempelwänden als eine Lotosblüte mit tausend Blütenblättern gezeichnet.

Die Geschwindigkeit der Drehung nimmt von den unteren Chakren am Unterleib zum Scheitelchakra hin zu, ebenso der Durchmesser der Trichteröffnung. Er reicht von durchschnittlich acht Zentimetern am Wurzelchakra bis zu 22 Zentimetern über dem Scheitel.

In tiefer meditativer Versenkung, dem Samadhi, wenn das Denken aufgehört hat und die Dualität zwischen Wahrnehmendem und Wahrgenommenen verschwindet, vervielfältigen sich die Chakren nach oben hin. Sie werden manchmal über den Häuptern von Bodhisattvas wie ineinandergesteckte Tüten gezeichnet, deren

Trichter nach außen hin immer breiter werden. Das bedeutet, dass diese Wesen mit ihrem Geist sehr weit ins Universum expandieren und dort ihr essenzielles Sein erfahren, das jenseits von Sprache und Denken ist. In früheren Kapiteln sagte ich, dass das Bewusstsein in die fünfte Dimension geht und mit uraltem zeitlosem Wissen aus dem Quanteninformationsfeld in Resonanz tritt. In christlicher Terminologie würde man sagen, dass es sich als eins mit Gott erfährt, in vedischer, dass es mit Brahman eins ist, in buddhistischer, dass es im Land des reinen Bewusstseins ist, dem Dharmakaya.

Die feinstoffliche Lichtenergie eines Chakras fließt auf seiner Innenseite spiralförmig in den physischen Körper hinein und auf den Außenseiten fließt sie nach außen wieder zurück in den Raum. Es gibt also einen Rhythmus von Anziehung und Abstoßung. In derselben Weise pulsiert auch das feinstoffliche Feld. Die Pulsationsrate der Chakren entspricht den Pulsationsraten der verschiedenen Auraschichten. Die Spitze des Chakratrichters ist mit den Hauptverflechtungen der Nervenbahnen im Körper, den Plexi, verbunden. Deshalb kann man die Aktivität eines Chakras auch körperlich empfinden, zum Beispiel als Kribbeln, Wärme, Ziehen oder Druck – je nachdem, welche psychische und geistige Aktivität in dem Menschen gerade vorherrscht. Die Impulse aus den verschiedenen Schichten des feinstofflichen Körpers werden über die Chakren aufgenommen und durch Energiekanäle (Meridiane) und Nervenbahnen zum Gehirn weitergelenkt, wo sie sich zu Gedanken auswachsen. Wie wir noch in Kapitel V über die Etherikos-Heilmethode sehen werden, sind diese Empfindungen von diagnostischem Wert.

An der Form, Farbe, Schwingungsfrequenz und Drehung des Chakras kann der Heiler den Gesundheitszustand des Menschen erkennen. Dabei gilt hier die Regel, dass jeder Erkrankung lange vorher eine Störung der Chakren vorausgeht. Setzt eine Therapie am feinstofflichen Körper an, dann kann man der körperlichen

Erkrankung vorbeugen. Pierrakos und Brennan beschreiben detailliert, welche energetischen Störungen auftreten können und was sie bedeuten.[104] Im Rahmen dieses Buches kann darauf nicht eingegangen werden. Nur so viel: Die Energietrichter können kollabieren oder verschwinden; sie können sich auch umdrehen; die Trichteröffnung kann asymmetrisch sein oder ihren Durchmesser verkleinern; ebenso können die Farben sich eintrüben und die Drehgeschwindigkeit des Lichtrades kann abnehmen oder sich umkehren. All diese Phänomene ziehen spezifische Störungen des Bewusstseins, des Gefühlslebens und schließlich der Physis nach sich.

Das Bewusstsein erweitern:
Zugänge zum heilenden Licht

Mit den normalen fünf Sinnen kann man die Vorgänge im feinstofflichen Körper nicht bewusst wahrnehmen und mit ihnen arbeiten. Dazu ist ein schrittweises Erweitern des Bewusstseins notwendig. Es besteht weitgehend Übereinstimmung darüber, dass Meditation der Königsweg ist, den mit Milliarden Bildern angefüllten Geist, der über die Sinne von einem zum anderen Gedanken hüpft und neue Bilder feststellt, zur Ruhe zu bringen und zu entleeren. Das ist die Basispraxis der meisten Meditationsmethoden. Dadurch wird es möglich, die Dinge zu sehen, noch ehe man sie mit Begriffen wie "schön", "gut", "schlecht", "hässlich" oder "gibt es nicht" und so weiter etikettiert hat und dadurch entstellt, anstatt sie einfach wirken zu lassen. Die Zeugnisse der großen spirituellen Meister, Seher und Heiligen aller Religionen, der alten heiligen Schriften und der mystischen Poeten – sie alle berichten, dass in Zuständen der gedankenfreien Stille das Bewusstsein in Räumen jenseits der bekannten dreidimensionalen Welt weilt und Glückseligkeit als die wahre Natur des Menschen erfährt. Davon handelte das 1. Kapitel dieses Buches.

Man kann sich diese geistigen Prozesse nicht durch Denken erschließen, sondern nur durch spirituelle Praxis; aber man kann die Erfahrungen in wissenschaftlicher Sprache so vermitteln, dass man eine Ahnung davon erhält, was da in unserem Bewusstsein passiert. Völlig verständlich werden sie aber nur jemandem sein, der mystische oder transpersonale, spirituelle Erfahrung gemacht hat. Für die anderen ist das Zuhören mit einem offenen Herzen die angemessene Haltung. Durch die Verbindung von Quantenphysik mit moderner Bewusstseinsforschung, die ich im II. Kapitel behandelt habe, nähern wir uns einem rationalen Verständnis von mystischer Erfahrung lediglich an. Die genuin metaphysische Erfahrung bleibt letztlich ein Geheimnis. Es ist die persönliche liebevolle Hingabe an Gott durch die Überwindung des Egos (auch des wissenschaftlichen), die es dem Menschen erst ermöglicht, jene Erfahrung des absoluten, masse-/materielosen Geistes zu machen, die uns im Kern ausmacht. Unser wahres Wesen ist die Erfahrung, dass wir alle – alle Lebewesen – göttlicher Geist sind. Diese Verbundenheit ist ohne selbstlose Liebe nicht möglich.

Sri Mata Amritanandamayi Devi (allgemein als "Amma" bekannt) sagt:

"Gott ist Mitgefühl ... Er ist ständig präsent, wartend mit Liebe und Mitgefühl ... Du solltest die Fähigkeit und Kraft haben, Gott zu erkennen, den Gott in allem und in jedem Wesen. Das ist nicht möglich, solange du nicht Gott in dir selbst erkennst. Wenn du um deine Göttlichkeit weißt, was deine wahre Natur ist, wirst du die Göttlichkeit in anderen kennen ... Der Glanz seiner Herrlichkeit und seine Pracht sind allgegenwärtig, aber verhüllt, weil du die Kraft seiner Gegenwart nicht durch Gebet und Meditation herbeigerufen hast."[105] Und an anderer Stelle:

"Es ist möglich, der Meister des ganzen Universums zu werden. Du hast das Potenzial dazu in dir, aber du musst an dir arbeiten. Eigentlich bist du bereits der Herr des Universums. Du bist der Herrscher der ganzen Welt, aber du träumst, dass du ein Bettler bist, der um Nahrung betteln muss. In dem Augenblick, wo du zu träumen aufhörst, in dem Moment, wo dir bewusst wird, dass dein gegenwärtiger sogenannter Wachzustand in Wahrheit ein Traum ist, wirst du erkennen, dass du der Herr des Universums bist und du wirst zum Gottesbewusstsein erwachen."[106]

Amma sagt, dass wir uns mit unserem Gedanken-Geist kleiner und ärmlicher sehen, als wir in Wahrheit sind. Das persönliche Ich-Bewusstsein, das mit der verdinglichenden Teilchenseite unseres Denkens gemacht wird, wird von Amma als Träumerei bezeichnet, obwohl man wach ist. In diesem Zustand ist man nicht "geistes-gegenwärtig" und wird von der Vergänglichkeit gebeutelt. Aber wenn wir Schritt für Schritt das persönliche Bewusstsein transzendieren, ergreift uns der überpersönliche Geist, den Amma wie viele Seher vor ihr "Gott" nennt. Wissenschaftliche Analyse kann nicht dorthin gelangen, sondern Gebet, Anrufung und Meditation. Wie einige Quantentheoretiker, die sich auf der Grenze von Physik und Spiritualität bewegen, sagen, wäre Gott jene Kraft, die überhaupt den Quantensprung vom Teilchenbewusstsein zum Wellenbewusstsein veranlasst.[107]

Die Erfahrung der Gotteskraft wird von allen Mystikern, Sehern, Mahatmas und Avataren als blendend-strahlendes und universelles Liebeslicht gepriesen. Allerdings ist es ein Licht, das anders ist als das Sonnenlicht. Es wird auch nicht mit dem physischen Augen wahrgenommen, sondern allenfalls mit dem Dritten Auge, eher noch durch das siebte und die folgenden Chakren, denn es ist ein höchster Bewusstseinszustand, der metaphorisch als "Licht" beschrieben wird.

Daskalos spricht von "Überlicht". Er meint damit den Erkenntniszustand der selbstbewussten Seele, wenn sie eins ist mit den Welten des absoluten Seins. Im Hinduismus versteht man unter der selbstbewussten Seele den Atman, bei Ramana Maharshi heißt sie "das Selbst".

Dasselbe meint Jesus Christus, wenn er zu den Menschen sagt: "Ihr seid das Licht der Welt." (Mt. 5,14) In Johannes 1,9 heißt es über Jesus: "Sein Licht leuchtet in der Finsternis, und die Finsternis hat es nicht begriffen." Mit "Finsternis" ist hier nicht nur das sündige Leben der Menschen gemeint, sondern allgemein die Welterfassung durch ich-bezogenes Denken und Handeln ohne Rückbezug zum göttlichen, lichten Wesenskern des

Menschen, dem Christuslicht in jedem von uns. In der "Finsternis" macht das Ich sich die Illusion (Maya), es selbst sei wie auch alle wahrgenommenen Phänomene stabil und aus sich heraus existent.

In diesem Zusammenhang stimmen die Befunde der Astrophysik nachdenklich, wonach nur vier Prozent der universellen Umweltenergie sichtbares Licht sind, das von der elektromagnetischen Kraft abhängt. Dagegen sind 96 Prozent sogenannte Dunkle Energie (und 23 Prozent Dunkle Materie), die nicht messbar und nicht fassbar ist. Wir nehmen sie nicht wahr, weil auch unser Organismus samt Gehirn ebenfalls zu 96 Prozent unbekannt und dunkel ist. Esoterisch gesagt: Wir kennen von und über und über uns hinaus nur vier Prozent aller Realitäten. "Finsternis" ist gleichbedeutend mit einem Denken und Wahrnehmen, das der sichtbaren und messbaren Materie verhaftet bleibt, wie klein ihre Teilchen auch immer sein mögen. Die in der Wissenschaft mit Tachyonen bezeichneten lichtlosen Teilchen sind bisher nur eine Annahme. Später werden wir sehen, dass das Licht des feinstofflichen Körpers ein Übergangslicht darstellt, dessen Leuchten von der Psyche und dem Mentalbereich ausgesandt wird. Es ist zwar eine Widerspiegelung des Lichts des absoluten Geistes, aber nicht das Überlicht selbst.

Aussagen über dieses transzendentale Licht machen auch die Buddhisten. Die grundlegende Natur des Geistes wird als "Grund-Lichtheit" oder "Mutter-Lichtheit" oder als "klares Licht" bezeichnet. Für viele Menschen tritt es erst im Tod klar hervor, besonders wenn man schon zu Lebzeiten durch spirituelle Praxis die Natur des Geistes (rigpa) selbst erfährt. Buddha Amitabha hilft dabei, die Licht-Natur des Geistes zu "sehen" und zu stabilisieren, damit man sich nicht während des Sterbens von den vergänglichen Erscheinungen der materiellen Welt wieder einfangen lässt. Sogyal Rinpoche gibt eine genaue Beschreibung im Tibetischen Totenbuch, wie sich die Licht-Grundheit im Sterbeprozess stufenweise entfaltet. Der Leser sei darauf verwiesen.[108] Während der Entfaltung der Grund-Lichtheit erscheinen dem Sterbenden die verschiedenen

Buddhas als Ausdruck von Bewusstseinsstufen. Im mystischen Christentum erscheinen für dieselben Bewusstseinsebenen die Lichtwesen der himmlischen Hierarchien, unter anderen die Erzengel. Was im Buddhismus die letzte Stufe anbelangt, die "Weisheit unmittelbarer Präsenz", so erkennt man hier in totaler Hellsichtigkeit die vergangenen und zukünftigen Leben. Von der Quantentheorie her gesehen bedeutet das, dass sich das Bewusstsein in einem Quantenenergiefeld der Superposition bewegt, wodurch es nichtlokalisierbar sowie nondual ist und holographisch Vergangenheit, Gegenwart und Zukunft des Universums in sich hat, so dass es alles ist.

Avatare und Bodhisattvas können in diesen Seinszuständen schon zu Lebzeiten beliebig lange verweilen. Was sie dazu motiviert, auf zwei Ebenen gleichzeitig zu existieren – der Ebene des Überbewusstseins oder des Atman und der Ebene der normalen Alltagspersönlichkeit –, ist ihr Mitgefühl mit den Leiden der Menschen. Sie leben den Menschen Wege der Befreiung und Lösungen für ein glückseliges Leben vor.

Alle von uns haben das Potenzial dazu, aber wir werden im Reich der Illusionen durch unsre *vasanas* (Wünsche und Neigungen) oder negativen Elementale niedergedrückt. Manchmal kann man die Verstrickungen in die individuellen und kollektiven Elementale als ungeheure geistige Last erleben, vor allem wenn man auf dem Weg der Befreiung vorangeht.

Einigen Mystikern unter den persischen Sufis, wie zum Beispiel Suhrawardi Maqtul und Simnani, galt Licht als die göttliche Essenz des Menschen, und ihre spirituelle Praxis zielte darauf ab, den eigentlichen Menschen, den sie den "Menschen aus Licht" (arab. *Shaks nurani*; lat. *Photeinos anthropos*) bezeichneten, von seinen Verdunkelungen zu befreien.[109] Diese sind die negative Kräfte des niederen Selbst (arab. *nafs*), nicht unähnlich den Dämonen, die wir als kollektive negative Elementale ansprechen könnten. Auch bei den Sufis ist mit "Licht" nicht das von allen wahrnehmbare Sonnenlicht gemeint, sondern ein Licht im Licht (arab. *nur al-anwar*); es ist das Licht, das Sehen überhaupt erst ermöglicht, selbst aber schwarzes Licht ist, weil es nicht sichtbar ist. Es ist Dunkelheit, weil aus ihm das Licht entsteht. Wenn der Mystiker während seiner Meditationen dahin gelangt, erlebt er die "dunkle Nacht der Seele", die Stufe des schwarzen Lichts, die Nacht des "abwesenden Gottes". Auf der spirituellen Reise ist er aber der Gotteserfahrung ganz nahe; wenn er in dieser Phase mit Gebet und Vertrauen seinem "himmlischen Führer", dem "Führer des Lichts" (arab. *shahid*) folgt, dann erfährt er "die Essenz des Ersten Absoluten Lichts, Gott"[110] und ihm ist "fortwährende Erleuchtung"[111] geschenkt.

Wie man sich von der Last der Elementale in diesem Leben schrittweise befreien kann und den eigenen lichten göttlichen Kern freilegt, davon handeln die nächsten Kapitel über die Etherikos-Arbeit.

Was sind Elementale?

Einige Beispiele

Damit man eine Vorstellung über die Erscheinungen erhält, die bei der Arbeit mit Elementalen und Chakren vorkommen können, möchte ich einige Fälle aus meiner therapeutischen Arbeit kurz schildern.

Ein Ehepaar, das seine Beziehung oft durch Kämpfe und Streit belastet, bei der jeder seinen Willen gegen den anderen durchsetzen will. Beide sehen im feinstofflichen Körper als negatives Elemental einen männlichen beziehungsweise weiblichen germanischen Kämpfer/in in voller Rüstung, die aufeinander losgehen. Sie spüren die Energie von diesem Elemental im Solarplexus-Chakra. Im Hintergrund sitzt jeweils ein Beobachter/Zuschauer, der den Kämpfen besorgt zuschaut und dem sie wehtun. Mit Hilfe des Therapeuten erkennen beide, dass der Zuschauer die Seele des/der Kämpfers/in ist. Als die beiden das Elemental des Kämpfens ins Licht gehen lassen, weil sie ja den Liebesfrieden ersehnen, erscheint über dem Mann aus dem himmlischen Raum von oben eine goldene Lichthand und der Frau erscheint ein Fingerring aus goldenem Licht. Ohne jede äußere Anweisung, das heißt als Seelenimpuls, steckt die Frau den Lichtring auf die Lichthand des Mannes. Schon während der Sitzung spüren sie das beseligende Glück dieses positiven Elementals, das ihre Beziehung eigentlich im Kern ausdrückt. Für sie ist die Sitzung wie eine zweite, eine spirituelle Hochzeit.

Eine Frau, alleinlebend, keine Kinder, leidet seit der Kindheit unter der Entwertung ihrer Existenz durch die Eltern, die sie auch verinnerlicht hat. Sie trauert um den Mangel an innerer emotionaler Geborgenheit und Selbstsicherheit. Unter großen Mühen hat sie die seelischen Schmerzen durch berufliche Erfolge kompensiert, wobei ihr aber auch immer wieder die Überlebenskraft fast ganz verloren geht und sie psychotherapeutische Hilfe in Anspruch nimmt. Im feinstofflichen Körper sieht sie ihr inneres Elemental der Selbstentwertung als anonyme dunkle, schwarze und gebeugte Trauergestalt. Sie kann sie ins Licht gehen lassen, weil sie sich nach Selbstliebe und Lebensfreude sehnt. Aus dem himmlischen Raum erscheint nach einiger Zeit ein weißes, zartrosa Einhorn vor ihr im feinstofflichen Körper. Es besteht aus Licht und strahlt pure, energievolle Liebe aus. Voller Freude inkorporiert sie die Energie des Lichtpferdes.

In einer Folgesitzung setzt sie sich mit der unterdrückten Wut gegen den inneren Selbstentwerter auseinander, der ihr häufiger im Außen in Form von Autoritätskonflikten begegnet. Diese Wut sieht sie im feinstofflichen Lichtkörper als Drachen, der sie böse anschaut und beherrscht. Nachdem sie den Drachen ins Licht hat gehen lassen, wird ihr aus dem himmlischen Lichtraum ein Lichtkelch herabgereicht, aus dem ihr ein unaufhörlicher Energiestrom von Manna zufließt. Die Szene ist in Regenbogenfarben getaucht. Erfüllt von diesen lichten Kräften sagt sie: "Ich bin friedlich, und das ist die Wahrheit."

Eine Frau, verheiratet, zwei erwachsene Kinder, als Ärztin und Psychotherapeutin tätig. Im Laufe einer Sitzung kommt sie auf die Neidgefühle zu sprechen, die sie fühlt, wenn sie das angeblich glücklichere Familienleben von Bekannten beobachtet. Dieser irrationale Neid stört sie sehr. Als negatives Neid-Elemental erscheint im subtilen Körper ein grünes, wütendes Gesicht mit einem bösen Blick, das ausdrückt: "Du bist nichts! Schweig!" Nach der Transformation des negativen Elementals erscheint ein Lichtkind mit großen, wissenden und weisen Augen. Die Klientin "weiß" sofort die Botschaft dieses Elementals: "Du bist gut." Beide Elementale waren mit dem Herz-Chakra verbunden.

In einer Sitzung wenig später geht es wieder um das Herzchakra, denn sie klagt darüber, dass sie sich nie richtig und ausgelassen freuen kann. Immer müsse sie sich anstrengen, um gute Laune zu haben. Das Elemental "Du darfst dich nicht freuen" erscheint im subtilen Köper als ein schwarzes, fast teuflisches Gesicht mit Hörnern am Kopf. Während der Transformation kommt von oben ein Lichtstrom herab, und in dem Strom schweben viele kleine weiße Federn herunter. Der Ursprung des Lichtstroms formt sich zu einem Lichtherz. Sie spricht aus, was das positive Elemental ihr eingibt: "Die wahre Liebe ist leicht und frei."

(Ein weiteres Beispiel wurde im I. Kapitel beschrieben.)

Erfahrungen von Elemental-Transformationen aus der Arbeit mit Teilnehmern in Gruppen:

- Eine graue Krake, die Trauer und schweres Leiden ausdrückt, verwandelt sich zu einer Fruchtschale mit Orangen, die von einer Frau gehalten wird, aus deren Brust Milch fließt; das zweite Chakra wurde mit der Transformation verbunden.

- Eine klebrige Säulengestalt, die Angst ausdrückt, verwandelt sich in einen Regen aus goldenen Lichtteilchen; auch hier wurde das zweite Chakra aktiviert.

- Eine dunkle runde Masse mit bohrendem Blick ist das Elemental für eine Macht, die Unterwerfung und Gehorsam verlangt. Dieses Elemental wandelt sich zu vielen weißen Tauben, die sich nochmals zu einem Ring aus goldenem Licht verwandeln. Das dritte Chakra wurde dadurch gereinigt.

- Ein Wesen, das sich vollständig hinter einer Ritterrüstung aus rötlichem Kupfer verbirgt und nur durch zwei kleine Löcher in Höhe der Augen hinausschaut, ist das Elemental für das erste Chakra, das da sagt: "Du darfst dich nicht zeigen." Nach der Transformation erscheinen viele kleine lichte und helfende Hände, wie von himmlischen Kindern.

- Ein schwarzes Gespenst, das Angst macht (zweites Chakra). Nach der spirituellen Transformation erscheint Jesus Christus, der ein kleines Kind liebevoll im Arm hält.

- Als negatives Elemental erscheint eine riesige Goldgötzenfigur als Ausdruck von negativer Macht (drittes Chakra). Als Heilelemental zeigt sich ein großer smaragdgrüner Quarzkristall in Rhombusform. Nach einer zweiten Gruppensitzung ist das negative Macht-Elemental ein Riese, der dem Betrachter den Rücken zuwendet und von weißlichen Schleiern umgeben ist. Das positive Elemental offenbart sich als ein Altar, aus dem unablässig Gold quillt.

. • ☉ • .

Deutung von Elementalen

An den Beispielen zeigt sich, dass manche Elementale eine bekannte archetypische oder religiöse Gestalt annehmen. Aber das kann man nicht immer so sagen; denn manchmal sind Elementale genuin und individuell. Es gibt positive Elementale, die auch in der christlichen Bilderwelt häufig vorkommen, zum Beispiel die weiße Taube für Frieden, der goldene Ring für göttliche Einheit, der goldene Kelch als Gefäß des Heiligen Geistes oder das göttliche Kind als Symbol für ein neues, glückselig-geistiges Leben; dann sind es aber auch Formen subtiler und transzendentaler Energieformen, wie zum Beispiel Lichttropfen oder goldene Lichtstrahlen, die keine Ähnlichkeit mit dem bekannten Licht haben; sie kommen aus geheimnisvoll bleibenden himmlischen Gefilden. Manche Elementale erinnern an Bilder, die Hildegard von Bingen während ihrer mystischen Visionen hatte und später malte. Auch die negativen Elementale können archetypische Formen haben, die ebenfalls durch die Jahrhunderte Teil des kollektiv-geistigen Erbes geworden sind. Sie erinnern an furchtbare

Gestalten spätmittelalterlicher Malereien von Hieronymus Bosch oder Matthias Grünewald, wie zum Beispiel die Gestalt Luzifers. Ich vermute, alle diese archetypischen Elementale sind keine Erfindungen der Maler, sondern wurden in früheren Generationen von hellseherisch begabten Menschen oder während mystischer Zustände gesehen und danach aufgeschrieben oder anderen geschildert. Sie wurden dann oft deshalb kopiert, weil sie allgemein menschliche innere Erfahrungswelten ansprachen, obwohl sie den meisten nicht bewusst waren. Hier müssen wir an das Akasha- oder universale Informationsfeld erinnern, in dem alle von Menschen jemals ausgesandten Gefühlsgedanken gespeichert sind als kosmische Bibliothek. Solche Elementale spiegeln die kollektive Seite des individuellen Bewusstseins. Sie werden von den Menschen unbewusst abgerufen, wenn sie an entsprechenden psychisch-mentalen Problemen arbeiten.

Eine ikonographische Deutung kann zwar hilfreich sein bei der Interpretation, ist aber nicht das Entscheidende für den Klienten. Viel wichtiger ist für ihn die unmittelbare unkommentierte Gefühls- und Bewusstseinserfahrung, die er macht, wenn er die Elementale im subtilen Körper erlebt. Diese Erfahrung ist einmalig und verwandelt. Sehr oft begleitet eine überbewusste Eingebung und Erkenntnis das überraschende Auftauchen des positiven Elementals, die für den Klienten den Charakter einer absoluten und unbedingten Wahrheit hat, nach der er sich schon seit langem sehnt. Es ist für niemanden vorhersagbar, welches Elemental der Mensch erfahren wird, wenn er das negative Elemental losgelassen hat. Man kann während einer Sitzung sehr leicht feststellen, ob der Klient sein Elemental mit dem Verstand macht und sich herdenkt oder ob er sein Bewusstsein für eine höhere, seinen Verstand übersteigende Geistebene öffnet. Dazu wird noch mehr zu sagen sein.

Elementale sieht man, während man das Bewusstsein über die Körperwahrnehmung hinaus erweitert, im feinstofflichen Lichtkörper. Es sind Gedankenbilder, die auf den Grenzflächen der Schichten des subtilen Körpers erscheinen; man projiziert sie dorthin, ähnlich wie Bilder auf eine weiße Kinoleinwand. Daskalos und Demetry,[112] die ausführlicher darüber schreiben, lokalisieren sie im psychischen und mentalen Körper, dem psychonoetischen Körper.

Daskalos nennt diesen feinstofflichen Körper den "psychonoetischen Körper" (von griechisch *nous*, dt.: Sinn/Verstand). Der Grund dafür, dass Elementale an diesem Ort auftauchen, ist, dass fast allen ausgesandten Gedanken ein Gefühl des Verlangens oder Wünschens zugrunde liegt. Sie kommen, wie Daskalos sagt, nach folgendem Ursache-Wirkungsmuster zustande:

"Materielles Ziel > Erregung einer Reaktion > Erzeugung eines Wunsches > Erschaffung von Umständen zur Befriedigung."[113] Daskalos formuliert hier eine Erkenntnis, die übereinstimmt mit der buddhistischen Psychologie des Abidharma, des Studiums des Geistes. Dort wird der Ursprung des unreflektierten Denkens ebenfalls in der Anhaftung des Geistes an materielle Wunschbefriedigung, vermittelt durch Anreize der fünf Sinne, gesehen. Solche Wunsch-Gedanken-Elementale nannte Jesus Christus "stumme und taube Geister", wie Daskalos uns mit Verweis auf die Bibel in Mk 9,25 mitteilt.[114]

Wie wir schon in früheren Abschnitten dieses Buchs ausgeführt haben, wirken Gedankenformen auf das leiblich-psychische Sein und die Handlungen des Menschen. Der Mensch gestaltet durch Elementale sein Wohl und Weh, seine Gefühle und sein Körperempfinden. Das kann jeder an sich selbst beobachten. Deshalb sind Elementale alles andere als bloße harmlose Gedanken. Sie sind sehr lebendige Energieformen, schneller und weitreichender als elektronische Medien, worauf ich schon mehrfach hingewiesen habe. Mit jedem Gedanken werden sie erzeugt beziehungsweise werden schon vorhandene ähnliche Elementale verstärkt. Das habe ich genauer im Zusammenhang mit der Diskussion über die Kraft des Bewusstseins (Verstandes), Materie zu schaffen, diskutiert. Daskalos unterscheidet schlechte und heilsame Elementale. Dabei wirkt das spirituelle Gesetz, dass wir magnetisch jene Elementale von anderen anziehen, die wir aussenden – im Guten wie im Bösen. Ein Blick auf unsere Welt genügt, um zu erkennen, wie sehr sie angefüllt ist von negativen (egozentrischen) Elementalen der Gier, der Rache, des Zorns, des Neids, der Feindseligkeit, des Machtmissbrauchs, global-kollektiv wie individuell. Es sind nicht nur die negativen Elementale der jüngsten Vergangenheit, die sich wie ein dunkler und schwerer Ring um die Erde legen, sondern auch die aus vielen früheren Zeiten. Wir können jeden Tag erleben, wie sehr in dieser Welt das Leid der Menschen durch Zorn und Rache bestimmt wird, mit denen man auf den Zorn und die Aggressivität eines oder mehrerer anderer reagiert, jene allzu bekannte Spirale der Zerstörung in Gang setzend. Als während der Gefangennahme von Jesus Christus sein Freund Simon Petrus den Herrn mit Gewalt verteidigen will, indem er einem der Soldaten des Hohenpriesters ein Ohr abschlägt, sagt Jesus: "Stecke dein Schwert an seinen Ort! Denn wer das Schwert nimmt, der soll durchs Schwert umkommen." (Mt. 26, 52)

Gewalt und Aggressivität mit aggressiver Gewalt zu bekämpfen, hat noch nirgends zu Frieden und dauerhafter Versöhnung geführt. Das gilt auch für das Verhalten den eigenen Fehlern und negativen Elementalen gegenüber. Wir werden später zeigen, wie diese negativen und destruktiven Gedankenformen erst durch das geistige Licht der Liebe und Vergebung von uns weichen.

Daskalos schreibt:

> "Wir alle bewegen uns in einer psychonoetischen Atmosphäre, die die Summe alles Bösen aus früheren Zeiten ebenso wie aus der Gegenwart enthält. Gleichzeitig jedoch birgt diese Atmosphäre auch das Gute, das heute geleistet wird, und die Summe alles Guten, das die Menschheit in früheren Zeiten getan hat.
> Was wir davon anziehen und aufnehmen, ist eindeutig unsere eigene Verantwortung; es wird uns zum Nutzen oder zum Schaden gereichen."[115]

Die Gedanken von Daskalos finden wir sinngemäß im "Gleichnis vom unsauberen Geist" wieder, das Jesus erzählt:

"Wenn der unsaubere Geist von dem Menschen ausgefahren ist, so durchwandert er dürre Stätten, sucht Ruhe, und findet sie nicht.

Da spricht er denn: 'Ich will wieder umkehren in mein Haus, daraus ich gegangen bin.' Und wenn er kommt, so findet er's leer, gekehrt und geschmückt.

So geht er hin und nimmt zu sich sieben andere Geister, die ärger sind denn er selbst; und wenn sie hineinkommen, wohnen sie allda; und es wird demselben Menschen hernach ärger, denn es zuvor war. Also wird's auch diesem argen Geschlecht gehen."

(Mt. 12, 43-45)

Mit "unsauberem Geist" ist das negative Elemental an sich gemeint. An anderen Stellen in der Bibel wird es "Dämon" genannt. Einmal vom Menschen gedacht und ausgesendet, kann es im Universum keinen Frieden finden, da es keinen göttlichen Kern in sich trägt; denn das Universum wird getragen von Gottes Liebeslicht. Also kehrt es zu seinem Urheber, der Persönlichkeit, zurück. Da diese aber innerlich leer ist, das heißt, sich nicht vom göttlichen Licht erfüllt fühlt, sondern nur ihr äußerliches Leben "schmückt", zieht das negative Elemental alle anderen negativen Elementale ("Geister") aus den sieben Chakren an und verstärkt sie, so dass der Mensch noch mehr leidet als vorher.

Energetisch gesprochen lebt ein negatives Elemental wie ein Vampir von der Lebensenergie des Menschen. Früher sagte man, es würde von der ätherischen Substanz leben. Dabei stört es das Energiefeld in und um die Chakren und das der Aura. Das zieht alle psychosomatischen Probleme nach sich. Diese werden umso schlimmer, je mehr die Persönlichkeit nichts gegen das Anziehungsprinzip tut; denn das Elemental sucht, um sich zu erhalten, gleichgesinnte Elementale von anderen, und dazu kann eine ganze

Gesellschaftsschicht gehören, in der entsprechendes negatives Denken üblich ist.

Aber es sei nochmals gesagt: Negative Elementale haben keine aus sich heraus existierende Kraft wie etwa die göttlichen Engel-Elementale. Sie sind vergänglich, weil sie aus vergänglicher Geist-substanz bestehen, die wiederum aus der den Sinnesorganen und dem physischen Leib (und auch den unteren Ebenen des feinstoff-lichen Körpers) verhafteten Masse bestehen. Der Mensch täuscht sich, wenn er sie für real und objektiv und unabhängig von sich ansieht. Wenn er ihre Vergänglichkeit nicht sieht, lebt er im Zustand von Illusionen (Maya).

Gott sei es gedankt, dass es auch gute, heilsame und beglückende Elementale gibt. Die geistigen Werke und Taten von Sehern, Ava-taren, Heiligen und Rishis gehören dazu; auch wenn diese schon lange ihren Körper verlassen haben, bleiben ihre Geistformen im universalen Akasha-Feld und helfen bis in die heutige Zeit den Menschen, sich von negativen Elementalen durch Transformation zu reinigen beziehungsweise sich vor ihnen zu schützen, wenn man an sie glaubt, sie durch Gebete anruft oder durch ein ethisch vorbildliches Leben für sie offen wird. Heilelementale gehen auch von den Aufgestiegenen Meistern aus, wie zum Beispiel von Saint Germain oder White Eagle. Bestimmte Heilelementale nehmen die Gestalt von Erzengeln und Engeln an. Je stärker und universeller sie sind, desto höher sind die Stufen der Hierarchie, von der aus die Engel uns helfen. Die christlichen Hierarchien der Engel sind keine dogmatischen Festsetzungen irgendwelcher Theologen, son-dern sind mehrmals durch mystische Einsichten von Sehern erkannt worden. In Kulturen, die sehr naturverbunden leben (beziehungs-weise lebten) und die in der Natur das Wirken göttlicher Kräfte spüren, sind auch Naturgeister Träger heilsamer Elementale.

Selbstverständlich gehören alle aus selbstloser Liebe gebauten und motivierten Gedanken des Menschen zu den heilenden Ele-mentalen. In den Kapiteln über die Fernheilungsversuche (vgl.

Kap. II, 4) haben wir gezeigt, dass von den Heilern, die mit spirituellen Wesen verbunden waren, kohärentes Licht ausging und das in Unordnung geratene Energiefeld von Patienten in Harmonie und Resonanz mit dem Hintergrund des universalen Quanten-Energiefeldes brachte. Zugleich wurde nachgewiesen, dass das heilende Feld ein holographisches Feld ist, in dem die Gesamtheit ursprünglicher, ungestörter Informationen enthalten ist. Diese transmaterielle Energie haben negative Elementale nicht, da sie an vergängliche Materie in Form von Gedanken gebunden sind. Und diese Gedanken sind, wie Daskalos sagte, aus Sinnesreizungen hervorgegangen. Aus diesem Grund sind negative Elementale Illusionen, Maya. Nichtsdestotrotz richten sie Schaden an, wenn man sie nicht in ihrem Wesen durchschaut und sich mit ihnen identifiziert, als wären sie Teil des wahren Selbst.

Wenn man nachdenkt, ehe man auf einen Reiz reagiert, die Folgen bedenkt und auch Schaden für Leib und Seele uneigennützig abwägt, dann entstehen Gedanken-Wunsch-Elementale der Vernunft. Sie unterscheiden sich von Wunsch-Gedanken-Elementalen vor allem dadurch, dass man Verantwortung für das Denken und Handeln übernimmt. Diese Elementale, sagt Daskalos, "reinigen die Umgebung und führen Umstände herbei, die für die allgemeine Entwicklung förderlich sind".[116] Den Zugang zu vernünftigem Denken ermöglicht die innere Stille. Erst wenn der Wirrwarr aufgeregter Gedanken und Gefühle sich einigermaßen geklärt hat, kann man nachdenken. Davor ist man ein Bündel irrationaler Impulse oder nachgeplapperter Gedanken. Daskalos: "Stille ist grundlegend. Sie ist die Mutter vernünftigen Denkens. Bevor wir sprechen, können wir in Stille nachdenken. Was wir dann sagen, wird mehr Gewicht haben."[117] Gleiches ist Basis der hinduistischen und buddhistischen geistigen Disziplinen; ebenso haben Philosophen seit Sokrates diese Stille zur Voraussetzung ihres Philosophierens gemacht. Amma erläutert, was hier mit innerer Stille gemeint ist. Die Stille meint einen Zustand der Ruhe, der grundlegend bleibt und andauert, egal was man im Alltag verrichtet. Diese

Stille zeichnet einen Rishi (Seher, Heiliger, Weiser) aus, er *"lässt die Gedankenwelt hinter sich und gelangt in einen Zustand der Stille. Das Ego stirbt in ihm, und daher ist er egolos, befreit vom Zugriff der Wünsche. Indem der Rishi sein Gemüt vollkommen leer macht, hat er die schwere Bürde des Egos ganz abgelegt. Er ist vollkommen frei, weil nichts ihn niederdrückt. Er ist wie ein Spiegel: klar und rein wie Kristall, ohne eigene Bilder."*[118] Und an anderer Stelle sagt Amma: "Erst wenn der Verstand aufhört zu interpretieren, können wir die innere Stimme Gottes hören."[119]

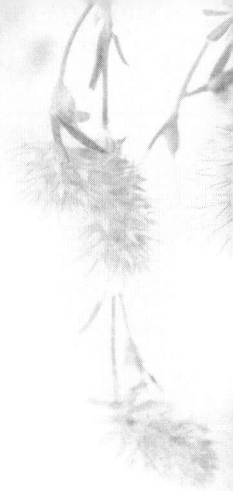

IV.
Psychospirituelle Funktionen der Chakren und Elementale sowie ihre Entfaltung in den Lebensjahren nach Demetry/Clonts und Pierrakos

Allgemeine Einführung

Wir haben in einer Synopsis in Kapitel III, 1 die verschiedenen Schichten des feinstofflichen Körpers mit den Chakren angesprochen und Übereinstimmungen und Unterschiede bei einigen der bekannten Energiesysteme dargestellt. Im Folgenden erweitern wir diese Synopsis um folgende Aspekte für jedes der sieben Chakren:

a. die Aktivität der Chakren in den Lebensaltern des Menschen,

b. die Ausdrucksweisen des wahren Selbst (CORE) im jeweiligen Chakra,

c. der psychosoziale und spirituelle Bereich, den das Chakra jeweils reguliert,

d. das Grundleiden des verletzten Chakras,

e. einige typische negative Elementale/Gedanken,

f. das unwahre Selbst der Persönlichkeit,

g. die Kompensationen der Persönlichkeit bei einem verletzten Chakra (das falsche Selbst),

h. einige mögliche Engel-Elementale zur Heilung.

Diese Übersicht baut auf dem psychospirituellen Therapiesystem von "Etherikos" auf, das Nicholas Demetry und sein Kollege Edwin Clonts entwickelt haben. In ihrem Lehrbuch findet man eine ausführlichere Beschreibung der psychologischen und spirituellen Bedeutung des jeweiligen Chakras.[120] Demetry hat längere Zeit bei Daskalos studiert und dessen Erkenntnisse zu den Elementalen für die praktische Heilarbeit umgesetzt. Dabei kamen ihm auch Einsichten und Methoden aus der Zusammenarbeit mit Schamanen Südamerikas zu Hilfe. (Näheres unter www.etherikos.com.) Ich habe viele Jahre mit Nicholas zusammengearbeitet und die Etherikos-Arbeit über längere Zeit in körperpsychotherapeutischen Gruppen mit den Methoden der Core-Energetik verbunden. Dabei sind mir ergänzende Einsichten zum Problem des Selbstwertgefühls gekommen. Die psychospirituelle Transformation eines negativen Selbstwerts habe ich in einem eigenen Buch dargestellt.[121]

Coreenergetik ist eine ganzheitliche körperpsychotherapeutische Methode, die in den 50er Jahren des letzten Jahrhunderts von John Pierrakos, einem Schüler von Wilhelm Reich, begründet wurde. Der Coreenergetik geht es darum, die edelsten Fähigkeiten des Menschen freizusetzen. Dazu muss er aber seine destruktiven Tendenzen im Denken, Fühlen und Handeln ehrlich konfrontieren und sie dann hinter sich lassen sowie seine Liebesfähigkeit zulassen. Der Leser sei auf die entsprechende Literatur verwiesen, die das coreenergetische Verfahren gründlich erklärt.[122] In den "Anmerkungen" zu jedem Chakra gebe ich unter anderem Hinweise, zu welcher Charakterstruktur der interessierte Leser weitere Recherchen anstellen kann.

Die theoretischen und praktischen Grundlinien der spirituellen Arbeit verdanke ich Nicholas Demetry. Ich teile mit ihm aus eigener Erfahrung die Einsicht, dass eine spirituelle Transformation von Gedankenformen die Gesundheit auf seelischer und körperlicher Ebene nach sich zieht. Dabei verschließen wir nicht die Augen davor, dass negatives Denken ein kollektives Phänomen ist. Aber Heilung kann immer nur bei dem einzelnen Menschen beginnen. Die verschiedenen Qualitäten des CORE, das heißt des Centers Of Right Energy oder der Essenz des Menschen, sind universell, aber jeder drückt sie auf genuine Art und Weise aus. Sie strahlen zu lassen, ist Ziel jeder Therapie und Heilung. Sie treten sukzessive ans Licht, wenn man anfängt, die eigene Negativität zu läutern. "Right" meint hier so viel wie "genuin", "selbstlos", "aufrichtig", "spontan", "mitfühlend" oder "schöpferisch". Ein wesentliches Merkmal von CORE-Qualitäten ist, dass sie die Seele frei, liebevoll, leicht und voller Freude strahlen lassen.

Die hier genannten Elementale-Sätze sind aus vielen Erfahrungen mit Klienten entstanden. Die negativen Elementale strukturieren das unwahre Selbst der Persönlichkeit. Sie trennen den Menschen von seinem CORE oder dem eigentlichen Selbst. Mit "Persönlichkeit" meine ich alle Eigenschaften, Haltungen und Einstellungen, die man im Laufe des Lebens übernommen hat. Wie öfters in diesem Buch schon erklärt, erzeugt die Identifikation mit diesen Elementalen ein Leben, das auf Illusionen aufgebaut ist. Man glaubt, sie würden ewig und absolut gelten. Aber man erkennt nicht, dass sie in Abhängigkeit von anderen übernommen und vom eigenen Geist weiter verstärkt und gerechtfertigt werden. Dadurch verfestigt man ihre ephemere, vergängliche Natur und wird dann ihr Opfer. Sie machen aber nicht das wahre Wesen des Menschen aus, die Qualitäten seines göttlichen Seelenkerns, seiner Lichtnatur oder, wie Daskalos sagt, der permanenten Persönlichkeit.

Wenn im Laufe der Transformationsarbeit, die ich in Kap. V vorstelle, jemand die Erfahrung des göttlichen Kerns anders als mit den hier vorgeschlagenen Engel-Elementalen ausdrückt, wird man spüren, ob die Sätze innerlich stimmen, ob sie mit einem wahren Gefühl verbunden sind. Engel-Elementale kommen ungeplant ins Bewusstsein. Sofern der beurteilende Verstand nicht dazwischentritt, fühlt man ihre Stimmigkeit im Augenblick der Eingebung. Manchmal bildet auch das Kehl-Chakra eine Blockade, die verhindert, dass man die Eingebung ausspricht. Dadurch bleibt sie im Vorbewusstsein hängen; sie geht aber nicht verloren.

Es gibt ausführlichere Beschreibungen der CORE-Qualitäten und physio-psycho-sozialen Funktionen der Chakren als die von Demetry/Clonts. Der Leser sei auf die entsprechende Literatur verwiesen (beispielsweise Myss, siehe Literaturverzeichnis). Aber sinngemäß stimmen sie mit unserer Klassifikation überein.

.•⊙•.

Das erste Chakra

Das erste Chakra wird sogleich nach der Geburt aktiv und entfaltet sich entsprechend dem Urbedürfnis des Kindes nach existenzieller Geborgenheit. Das Gefühl, im Körper sein zu dürfen, ist gleichbedeutend mit einer inneren Bejahung des Lebendigseins. Das früheste Selbstgefühl ist körperbezogen. Es wird vom Baby mit Freude erlebt, solange die Geborgenheit einer Mutter das Kind umgibt. Die Freude an der eigenen Inkarnation wird vom Kind natürlich vorbewusst wahrgenommen. Jeder, der ein Baby anschaut, fühlt und sieht dieses Selbstempfinden des Kindes.

Das erste Chakra vermittelt daher folgende CORE-Qualitäten: das existenzielle Selbstwertempfinden, den Lebenswillen, die Freude an körperlicher Vitalität und die Daseinsfreude. Es drückt im späteren Leben Resilienz aus, das heißt, trotz widrigster Lebensumstände am Leben bleiben zu wollen. Rot ist die Grundfarbe dieses Chakras.

Alles, was mit materieller Basissicherung der Existenz zu tun hat, wird von diesem Chakra aktiviert; dazu gehören die Absicherung der Überlebensbedürfnisse des Menschen, der Besitz von Lebensmitteln, Geld, Grund, Boden, Wohnraum etc. und die Absicherung von Erbschaften. Auch das Bekenntnis, dem Herkunftssystem der Familie anzugehören, drückt sich durch dieses Chakra aus.

Die Grundleiden, wenn das Chakra verletzt wurde – und das geschieht meistens ganz früh im Leben – sind **Scham und Schuld**. Es ist die tiefe und frühe, oft unbewusste Scham, am Leben zu sein, des Lebens nicht würdig zu sein; es ist auch die Scham, überhaupt einen Körper zu haben. Man schämt sich, dass man Gefühle der Liebe hat, und glaubt, der Liebe nicht würdig zu sein. Man glaubt, dass man schuldig daran sei, dass man auf dieser Welt ist. Es ist keine Schuld, die man fühlt, wenn man jemandem etwas Böses angetan hat; es ist vielmehr eine Seins-Schuld.

Wenn man diese Art von Scham und Schuld durch eine Familienaufstellung an ihren Ursprung zurückverfolgt, kann man ihren Maya- oder Illusionscharakter aufdecken. Ihm liegt zum einen die Introjektion von konkreten Beschämungen durch Eltern zugrunde, die selbst ein Scham-/Schuldelemental mitbringen, und zum anderen ein vom Kind unbewusst übernommenes Schuld- und Schamelemental der früheren Generation, das durch konkretes negatives, aber verleugnetes Tun seitens früherer Generationen entstanden ist. Das Kind trägt die Schuld der Früheren, um die geliebten Eltern/anderen zu entlasten, weil es deren Weiterleben zum eigenen Überleben braucht. Dieser Zusammenhang kann gar nicht oft genug betont werden. Eine achtsame Familienaufstellung eröffnet eine Lösung, um als Unschuldiger der Schuld- und Schamfalle zu entkommen. Es ist aber auch möglich, dass auch ein negatives Karma aus früheren Inkarnationen einen Schuldkomplex in diesem Leben verursacht. Diese Last kann natürlich durch Etherikos auch aufgelöst werden.

Negative Elementale der Scham/Schuld-Komplexe können lauten:

- Ich bin es nicht wert zu existieren.
- Ich habe kein Recht, da zu sein.
- Ich schäme mich, dass ich bin/dass ich einen Körper habe.
- Ich falle allen nur zur Last.
- Niemand versteht mich.
- Du darfst mich nicht sehen, denn dann würdest du mich nicht lieben.

Das unwahre Selbst identifiziert sich mit einem Unwertgefühl, ungeliebt zu sein; es meint, seine Existenz sei prinzipiell unsicher und es sei daher "logisch", dass es seinen wahren Kern vernachlässige.

Das falsche Selbst kompensiert diesen Mangel an Core-Qualitäten durch eine Überbetonung des Körpers, zum Beispiel durch eine Überforderung körperlicher Leistungsfähigkeiten;

- durch Identifizierung des Selbstwerts mit materiellem Besitz, was zu Geiz und Neid führen kann;
- durch Betonung der Ratio und des Intellekts und Geringschätzung von Gefühlen und Körperwahrnehmungen, das heißt durch Spaltungen von Verstand und Gefühl/Körper;
- durch blinde Treue zum Familiensystem, die dem geistigen Wachstum schadet.

Nach der Transformation der negativen Elementale können folgende Worte der Wahrheit als positive Affirmationen gesprochen werden:

- Ich bin ... (Man fügt spontan an, wie man im Augenblick ist.)
- Ich vertraue dem Leben.
- Ich bin wertvoll.
- **Als ein Kind Gottes bin ich unendlich wertvoll.**

Anmerkung: In der coreenergetischen Psychotherapie entspricht die gestörte Seelenstruktur des ersten Chakras der schizoiden Charakterstruktur.

. • ⊙ • .

Das zweite Chakra

Mehr als das erste Chakra ist das zweite ein Beziehungschakra und beginnt, etwa ab dem zweiten/dritten Lebensjahr aktiv zu werden. In dieser Zeit entwickelt das Kind zunehmend ein autonomes Ich-Gefühl durch den emotionalen Austausch mit der Mutter. Es kommt dabei zu der paradoxen Situation, dass es dafür auf die wohlwollende Anerkennung (Spiegelung) seiner Bedürfnisse nach Autonomie durch die Mutter angewiesen ist. Dieser Prozess wird zudem durch die verbale Sprache vergeistigt. Sie ist die Quelle von Missverständnissen zwischen dem Gesagten und dem emotional Gemeinten. Zweierlei lernt das Kind: eine subjektive Wahrnehmung der eigenen Gefühle und im Unterschied dazu die Gefühle der Mutter, die nun in seinen Augen ebenfalls ein Subjekt ist und manchmal eben andere Gefühle hat als das Kind. Die Intersubjektivität ist also konfliktreich und braucht immer erneut eine harmonische Abstimmung; denn Wachstum heißt, den Radius der Erfahrung zu erweitern, also sich von der Mutter zu entfernen und zugleich eine sichere Gewähr fühlen wollen, dafür nicht bestraft zu werden. Die Expansion ist mit Angst vor dem Verlassensein verbunden; das Kind braucht deshalb anfangs immer wieder die Erfahrung der emotionalen Rückbindung, dass die Mutter noch da ist und sich nicht gekränkt zurückzieht. Dadurch lernt das Kind, mutig in die Welt hinauszugehen, dass das gut so ist und dass die Mutter hilft (später auch der Vater), vor Gefahren zu bewahren, bis das Kind dies selbst kann. Diese Beschreibungen decken sich mit den Untersuchungen zur frühen Mutter-Kind-Beziehung beziehungsweise Bindung, die von D. Winnicott, J. Bowlby, M. Mahler und Daniel Stern beschrieben wurden. Sie sind zusammenfassend dargestellt von dem Entwicklungspsychologen Martin Dornes.[123] In dieser Entwicklungsphase werden die Grundlagen für das Vertrauen in die positive Qualität der Nähe/Distanz- und Autonomie/Abhängigkeits-Dialektik gelegt, die später so entscheidend für eine glückende Beziehung zwischen Mann und Frau ist.

Das zweite Zentrum reguliert das Selbstgefühl. Es hat die Farbe Orange. Es ermöglicht, dass man seine Basisgefühle als eigene Gefühle fühlt, zum Beispiel die Lust des emotionalen Austauschs, der bei intimer (sexueller) Nähe besonders stark ist. Die Freiheit, die primären Lustgefühle zu fühlen, werden mit Freude und Lachen erlebt, ein Lachen, das aus dem Bauch kommt. Durch dieses Chakra nimmt man auch die eigenen Bedürfnisse wahr, zum Beispiel das Bedürfnis nach Nähe, nach Intimität, nach Spielen, nach Tanzen (Ausdruck von Nähe).

Durch dieses Chakra werden Beziehungserinnerungen gefühlt, und sie werden später in sexuellen Beziehungen wiederbelebt, zum Beispiel beim verbalen/nonverbalen Zulassen von Gefühlen in der Partnerbeziehung. Da dazu auch Vertrauen gehört, stiftet dieses Chakra zugleich quasi als Morgengabe das Basisvertrauen in eine Beziehung. Das "innere Kind" fühlt sich angenommen in einer Beziehung.

Das Grundleiden, das durch das verletzte zweite Chakra ausgelöst wird, ist ein tiefes Misstrauen, ob man in einer Beziehung wirklich gemeint ist und angenommen wird. Vor allem ist es Angst – Angst vor dem Verlassenwerden, Angst vor Liebesentzug, Angst vor dem Alleinsein.

Aus diesen Gründen sind die folgenden Elementale verständlich:
• Ich darf nicht lieben, sonst werde ich verlassen.

• Ich habe Angst, allein zu sein.

• Ich kann niemandem trauen.

• Ich darf meine Gefühle nicht fühlen.

• Mir fehlt immer etwas.

• Ich falle allen zur Last.

Das unwahre Selbst der Persönlichkeit identifiziert sich mit innerer Leere, Einsamkeit und Selbstzweifeln. Es ist außerdem ein genusssüchtiges Selbst, das sich mit Ersatzobjekten füllen will.

Die angesprochenen psychischen Defizite und die oft gefühlte innere Leere werden durch Süchte aller Art kompensiert. Man versucht, sich mit Events oder Konsumartikeln zu füllen, die Erregung und Aufregung verheißen. Man schafft sich durch Medien und emotionale Kicks Ersatzgefühle, die aber nicht lange sättigen. Die gesamte Marktwirtschaft funktioniert größtenteils durch Menschen mit dieser oralen Charakterstruktur. Auch das Gegenteil trifft zu: Das Ego des kompensatorischen/falschen Selbst gibt sich asketisch und bedürfnislos oder betont, autonom und unabhängig von anderen zu sein. Dahinter aber lauert die verzehrende Gier eines seelisch unterernährten inneren Kindes.

Die erlösenden Engel-Elementale könnten heißen:

• Ich bin mutig.

• Ich bin vertrauenswürdig.

• Ich darf Bedürfnisse haben.

• Ich darf nehmen.

• Ich vertraue der Fülle des göttlichen Universums und allen Kindern Gottes.

Anmerkung: Aus körperpsychotherapeutischer Sicht entsteht aus Verletzungen des zweiten Chakras die orale Charakterstruktur.

. • ⊙ • .

Das dritte Chakra (Solar-Plexus-Zentrum)

Im Alter, in dem für das Kind zunehmend andere Kinder im eigenen Wohnumfeld, der Schulklasse und generell Freunde/Freundinnen wichtig werden, wird das dritte Chakra aktiv. Dies geschieht etwa zwischen dem 7. Lebensjahr und der Pubertät. Dieses Zentrum reguliert das Selbstwertgefühl, aber im Unterschied zu dem existenziellen Selbstwertgefühl der beiden unteren Zentren ist damit das soziale Selbstwertgefühl gemeint. Über die Familie hinaus wird nun das Bedürfnis nach sozialer Anerkennung der eigenen Macht seitens der anderen wichtig. Durch Leistungen im Wettbewerb mit anderen wird die Selbstachtung durch Achtung und Respekt gesucht, die von den anderen Gleichaltrigen dem Kind entgegengebracht werden. Entscheidend ist dabei, wie das Elternhaus die Kraft des Kindes, sich mächtig zu fühlen, unterstützt. Natürlich reagiert das Kind auch empfindlich auf Demütigungen und Entwertungen seiner Fähigkeiten. Je nach vorangegangenem Umgang mit Gefühlen in der Familie, kann das Kind mit Wut auf soziale

Niederlagen und Demütigungen reagieren oder mit Anpassung und Unterwerfung an/unter die vermeintlich Stärkeren. Es verlangt viel Feingefühl von den Eltern, dem Kind zu vermitteln, dass eine Niederlage nicht heißt, es sich mit der elterlichen Liebe zu verscherzen.

Die CORE-Qualitäten des dritten Chakras sind also der soziale Selbstwert und die Selbstachtung. Selbstachtung schließt die Achtung des/der anderen mit ein. Deshalb sind Flexibilität und Kooperativität im Umgang mit den Grenzen der Macht positive Energiequalitäten dieses Zentrums. Später zeigen sie sich als Humor und werden zur inneren Autorität. Das Chakra hat die Farbe Sonnengelb.

Das Chakra hat mit den sozialen Beziehungen und dem sozialen Ansehen auch außerhalb der Primärbeziehungen in der Familie zu tun. Es ist aktiv bei Erfolgen und reguliert später das friedliche Einhalten von Regeln und das Wertschätzen der anderen Menschen und Rangordnungen in sozialen Systemen (Schule, Verein, Firma etc.), wodurch spiegelbildlich die Selbstwertschätzung steigt.

Das Grundleiden eines verletzten dritten Chakras ist unkontrollierte oder chronische Wut und Unbeherrschbarkeit negativer Emotionen (Wutanfälle).

Typische negative Elementale sind unter anderem:
• Ich muss für alles kämpfen.
• Mir wird doch nichts geschenkt.
• Ich bin es nicht wert, geachtet zu werden.
• Ich tue, was man von mir erwartet.
• Ich bin nicht gut genug.

- Die anderen sind hier, um mir zu dienen.
- Wenn man jemanden liebt, besitzt man ihn.
- Ich kann mein Leben nicht ändern.
- Ich schaffe es nicht allein.

Das Thema "Macht" dominiert die Energie des dritten Chakras. Wer hier nicht in Verbindung ist mit der Macht der Liebe, die aus dem CORE kommt, baut auf ein kontrollierendes und überhebliches Selbst. Diese negative Macht hat keine inneren Wurzeln und ist daher unecht; sie wird auch egozentrisch präsentiert ohne Wertschätzung der anderen. Der Mangel an Selbst- und Fremdwertschätzung ist weit verbreitet in Gesellschaften, die Leistungs- und Konkurrenzprinzipien vertreten.

Der Mangel an Macht durch innere, personale Autorität wird kompensiert durch das Ausüben von Kontrolle und ein selbstgefälliges Machtgehabe gegenüber anderen. Dies ist meistens die Weitergabe eines Arbeitsdrucks, unter dem man selbst leidet, ohne es zuzugeben. Workaholics sind getrieben von Anerkennungssucht.

Erlösende Engel-Elementale können sein:

- Ich achte mich/dich/euch so wie mich selbst.
- Was ich tue, tue ich in Liebe.
- Ich arbeite gern mit dir/euch zusammen.
- Es tut gut, um Hilfe zu bitten.
- Ich bin gut genug.
- **Ich vermag alles durch den, der mich mächtig macht:** ... (Hier die geistige Kraft anfügen, zu der man am ehesten Zugang hat, zum Beispiel Mutter Maria, Christus, Krishna, Allah, Amma, Gott, heiliger Antonius/Franziskus, Jahwe, ...)

Anmerkung: Charakteranalytisch zeigen die psychopathische und masochistische Charakterstruktur Merkmale eines verletzten und dann kompensierten dritten Chakras.

.．⊙．.

Das vierte Chakra (Herz-Zentrum)

Das vierte Zentrum ist das Zentrum der Liebe, und zwar sowohl der Liebe von Mensch zu Mensch als auch der Liebe zu einer spirituellen, göttlichen Kraft. Es öffnet sich, wenn man in der Jugend die erste Liebe erlebt, und es ist besonders verletzbar durch die erste Liebesenttäuschung. Im Alter von zwölf bis etwa 17 Jahren fängt das Herz an, die Lebensführung zu übernehmen. Der Jugendliche beginnt, das zu tun, woran sein liebendes Herz hängt, und das sind oft nicht mehr so sehr die Eltern, sondern die Freundin beziehungsweise der Freund, in die/den man verliebt ist, oder auch ein hehres Ziel, ein humanes Ideal. Bedeutsam werden ethisch positive Vorbilder, wie zum Beispiel weltliche oder geistliche Lehrer, spirituell charismatische Führungspersönlichkeiten. Ich werde im letzten Kapitel darauf eingehen, wie man Jugendlichen in diesem Alter dabei helfen kann, nicht den falschen Propheten nachzulaufen.

Das Testen verschiedener Lebensoptionen führt zu Konflikten mit den Eltern und mit den Familienpflichten. Denn ein liebendes Herz ist in diesem Pubertätsalter ziemlich kompromisslos und will von familiären (und schulischen) Pflichten nichts hören. Die stürmische Zeit zwischen den Polen Liebesimpuls und Pflichtbegrenzung ist unvermeidlich für die Entwicklung der Selbstidentität. Eros bringt immer große Veränderungen im Leben mit sich, weil er den ganzen Körper unter hohe Aufladung des elektromagnetischen Feldes setzt. Diese Zeit bringt aber auch eine wunderbare Herzeigenschaft junger Menschen ans Licht: Das ist die Fürsorge für den/die anderen, besonders für den/die Geliebten. Dann aber trifft diese Seite wieder auf den egoistischen Pol der sexuellen Triebbefriedigung, des Besitzenwollens und damit der Eifersucht. Die Herzöffnung von Jugendlichen in diesem Alter hat deshalb eine spirituelle Komponente, weil die Fürsorge und das spontane Engagement auch Menschen gilt, die ungerecht behandelt werden, in Not sind und deren Menschenrechte verletzt werden. In diesem Alter sind junge Menschen für die Herzideale der universellen Humanität zu begeistern, wenn sie deren Verletzung im unmittelbaren Lebensumfeld erleben. In dieser Zeit wird die Gruppe für den Jugendlichen wichtig, mit der er gemeinsam durch dick und dünn gehen kann. Findet er dort Halt und Anerkennung unter Gleichgesinnten? Oder erlebt er dort Ablehnung, Hohn und Ausgrenzung? Nicht um Leistung geht es jetzt dabei, sondern um das Gefühl, wer man als Ich eigentlich ist. Die Verletzbarkeit des Herzens, aber auch die Fähigkeit zu Freude und Enthusiasmus sind in dem Alter extrem. Jugendliche können ihre Liebesfähigkeit mit ins Erwachsenenleben hinübernehmen, wenn sie fürsorgliche Eltern haben, die Vertrauen in ihre Kinder haben, indem sie sie nicht verlassen, auch wenn die großen Kinder außerhalb des Elternhauses schmerzliche und grenzwertige Erfahrungen machen. Das Herzzentrum führt also den Menschen durch die Höhen und Tiefen und erprobt so seine Liebesfähigkeit, die am Ende an Tiefe, Konstanz und Weite gewinnen kann. Dass das Herzzentrum ein wahrer spiritueller Schmelztiegel der Transformation von anfangs egoistischen Motiven zu Idealen der Vernunft ist, wird uns wunderbar in Mozarts "Zauberflöte" gezeigt in der Liebe zwischen Tamino und Pamina.

Die Ausdrucksweisen des CORE sind Freude über das Liebenkönnen; dann aber auch Fürsorge, liebevoll für sich selbst und den anderen zu sorgen, getreu dem Motto: "Geteilte Liebe ist doppelte Liebe." Fürsorge setzt aber Mitgefühl voraus, und Empathie ist eine Seite des Mitgefühls. Beherztes Handeln für jemanden, der in Not ist, ist die andere Seite. Also ist selbstloses Handeln ein Aspekt wahrer Liebe. Man kann sie auch die Christusliebe nennen. Die Christusliebe geht über die personale Liebe hinaus.

Die Farbe des vierten Chakras ist Smaragdgrün. Im Zustand göttlicher Liebe verbindet sich das Chakra mit allen Farben der anderen Chakren und schimmert wie ein schnell flirrender Lichtkreis mit starken Beimischungen aus den Farben Rosa und Gold. Das ist die visuelle Seite der transpersonalen, spirituellen Liebe des Herzens.

Das Herz-Chakra reguliert also die Liebesbeziehungen durch das sogenannte "zweite Gefühl". Das erste Gefühl kommt aus dem Bauch, dem zweiten Chakra; das zweite aber hat eine viel größere Weite und Strahlung und führt deshalb mehr Komponenten zu persönlichem Bewusstsein mit sich: Wie/was fühlen die anderen? Wie kann/will ich Widerstände überwinden? Wie finde ich Verbündete (unter Menschen, in der Natur, bei geistigen Wesen)? Was sagt mein ganzer Körper dazu? Wo ist jetzt meine Seele? Das Herz öffnet den Pfad zur transpersonalen Ebene der Liebe. Freude gewinnt eine spirituelle Qualität.

Das Grundleiden eines verletzten Herzens sind Leiden am Leid, Melancholie und chronische Trauer. Es sind die Leiden des "gebrochenen Herzens". Melancholie lässt meistens auf eine nicht zum Ende gekommene Trauer schließen, die von einer konkreten Trennung (Abschied) ausgeht. Es gibt auch die spirituelle Trauer, wenn man sich von Gott, der himmlischen Heimat, oder von einem spirituellen Lehrer getrennt fühlt. Das ist freilich eine Selbsttäuschung (Maya), denn recht gesehen sind Gott und/oder der wahre Guru allgegenwärtig. Es ist eine Art lähmender Anhaftung an Vergangenes, das noch nicht vorbei sein darf, so dass man sich unfrei fühlt. Echtes Leid dagegen setzt Kraft frei, die dem Handeln im Leben zugutekommt, zum Beispiel um in Zukunft unnötiges Leid zu verhindern oder um aus unvermeidbarem Leid Weisheit zu entwickeln.

Einige der lebensverneinenden und Leid bringenden Elementale sind:

- Ich bekomme nie wieder, was ich verloren habe.
- Wenn ich liebe, verliere ich mich/werde ich verrückt.
- Ich darf nicht lieben, sonst werde ich verletzt.
- Ich fühle mich verantwortlich für das Leiden der Welt.
- Ich muss alles Schlechte annehmen, das zur mir kommt.
- Niemand kümmert sich um mich.

Das unwahre Selbst zweifelt an der Liebe. Oder: Es opfert sich selbst auf und leidet. Oder: Es lebt von melodramatischen Gefühlen, und es will erwachsen erscheinen und leistet sich daher nur selbstbeherrschte Gefühle. Oder: Es ist einsam, obwohl es viele Menschen kennt beziehungsweise obwohl der Guru stets anwesend ist.

Die frühe Herzverletzung wird oft durch folgende Lebenseinstellungen kompensiert: Man setzt immer die Pflicht vor die Liebe und das Spielen; man liebt die sich nie erfüllende romantische Liebe; man liebt die Verliebtheit selbst und nicht den Menschen, in den man verliebt ist; man ist neidisch auf das Liebesglück anderer; man muss sich immer betont ernst geben und keine Leichtigkeit und Freude zeigen; man ist ein Märtyrer aufgrund des Leidens in der Welt und ist darum besser als die anderen. Man beginnt zu glauben, dass das Leben nur eine Kette von Enttäuschungen ist.

Lösende Engel-Elementale:

- Ich freue mich/ich danke Gott/Christus, dass ich lieben kann.
- Ich gebe dir meine Liebe in Freiheit.

- Ich sorge liebevoll für mich/für dich/für euch.

- Leben ist lieben.

- Ich bereue, dass ich dir wehgetan habe.

- Ich liebe meinen Nächsten und die gesamte Schöpfung wie mein wahres Selbst.

Anmerkung: Von der Charakteranalyse her gesehen, handelt es sich um die rigide Charakterstruktur. Leistung und Vollkommenheitsansprüche gehen vor Herzlichkeit, Lust und Spiel. Es besteht die Gefahr von Herzerkrankungen.

. • ⊙ • .

Das fünfte Chakra (Kehle-Zentrum)

Durch die Kehle gehen alle Äußerungen – ausgedrückte Gefühle und ausgesprochene Gedanken. Die Kehle ist aber auch ein rezeptives Zentrum, denn alles Gehörte, Gelesene – also alles, was man auch nichtmateriell zu sich nimmt – geht durch das fünfte Chakra. Das fünfte Chakra ist das Vermittlungs- und Kommunikationsorgan für die inneren Realitäten und Wahrheiten, insofern ist es das Ausdrucksorgan für alle Chakren, besonders aber für das Herz. Mancher wundert sich, dass Jugendliche sich in der Pubertät, obwohl sie randvoll sind mit widerstreitenden Gefühlen und Gedanken, nicht ausdrücken können. Das liegt daran, dass der Jugendliche sich – genauso wie das Herz in dem Durcheinander der Gefühle (Liebeskonflikte) – noch selbst sucht, er lernt erst, seinem Inneren eine Stimme zu geben. Deshalb sagt er dasselbe mal so und dann wieder ganz anders. Wenn man aber als Erwachsener erwartet, dass er es gleich richtig sagt, wird man nur Verstummen ernten. Für Jugendliche ist es deshalb viel einfacher, innere Wahrheiten über Songs mitzuteilen oder zu hören.

In dem Alter von zwölf bis 17 sind Popmusik und Musicals als Medium für den Gefühlsausdruck beliebter als das Sprechen. Der freie Selbstausdruck, für den das fünfte Chakra steht, entfaltet sich entlang der Herzenergie. Wenn beides durch Unverständnis, durch rigide Leistungsnormen unter Druck gerät, verschließen sich nicht nur das Herzchakra, sondern auch Kehle und Mund – und man sagt dann das, von dem man meint, dass es die anderen (Eltern, Lehrer, die Gruppe) hören wollen. Die Gefahr dabei ist, dass Selbstzweifel entstehen. Anderen nach dem Mund zu reden, entfernt von der inneren gefühlten und oft gewussten Wahrheit. Weil der Energiestrom des Sprechens vom Herzen durch die Kehle in das Gehirn geht, bleibt Unausgesprochenes auch unbewusst, erreicht nicht das Denken. Alles, was die Kehle öffnet – zum Beispiel das Hören und Singen von Musik, die ans Herz geht, oder das Hören von Wahrheiten großer Meister der Literatur, Religion und Philosophie –, unterstützt die Öffnung des Kehle-Zentrums, das dafür nun bereit ist.

Die CORE-Qualitäten des fünften Zentrums sind Kreativität und freier Selbstausdruck. Die Wahrheit der Seele zu hören, zu erkennen und auszusprechen, wird durch ein offenes fünftes Chakra möglich. Alles, was die unteren Chakren eröffnen, will durch das fünfte Zentrum als Wahrheit zu Bewusstsein kommen. Dafür übernimmt man selbst die Verantwortung. Das fünfte Zentrum reguliert auch die Sehnsucht nach göttlichen Wesen, nach dem wahren Guru oder dem spirituellen Meister; seine Farbe ist Himmelblau.

Daraus ergibt sich, dass das fünfte Zentrum das ätherische Leitorgan der Kommunikation ist. Gefühle anderer anzunehmen und nicht abzuwehren, die Wahrheit auszusprechen und zu hören – das wird durch ein offenes fünftes Zentrum möglich.

Infolgedessen ist das Grundleiden, die Wahrheit nicht sagen beziehungsweise hören zu dürfen und Gefühle nicht mitteilen zu können.

Einige typische negative Kernüberzeugungen:

- Ich darf nicht sagen, was ich fühle.
- Ich muss lügen, damit ich bekomme, was ich will.
- Ich habe nichts zu sagen.
- Ich darf meine Fähigkeiten nicht zeigen.
- Ich habe Angst, die Wahrheit zu sagen/zu hören.

Das unwahre Selbst ist ein lügendes und manipulierendes Selbst, auch ein verschlossenes Selbst.

Kompensiert wird das verletzte wahre Selbst durch die Neigung, anderen die Schuld zu geben (und für die eigenen Gefühle nicht die Verantwortung zu übernehmen). Man manipuliert und trickst in der Kommunikation. Eine Form ist die Propaganda: Man macht viele Worte um nichts oder um Lügen zu verbreiten. Schlecht und leeres Zeug über andere zu reden, die Gefühle anderer zu übergehen und unechtes Lachen sind Versuche, die Verletzungen dieses Zentrums zu überspielen.

Nach der Transformation eines negativen Elementals des fünften Chakras hört man Sätze wie diese:
- Ich sage, was ich fühle.
- Ich liebe die Wahrheit.
- Ich übernehme für meine Gefühle die Verantwortung.
- Ich sehne mich nach Gott.
- **Ich bringe die Wahrheit frei und ohne Angst zum Ausdruck.**

Anmerkung: Die Lösung von Blockierungen der Stimme ist in der Körperpsychotherapie der wichtigste Schritt, damit jemand seine Gefühle überhaupt äußern kann, anstatt sie runterzuschlucken.

. • ⊙ • .

Das sechste Chakra (Drittes Auge/Stirn-Zentrum)

Das Dritte Auge tut dasselbe wie die physischen Augen, mit dem Unterschied, dass es die geistige Wirklichkeit in und hinter den Dingen sieht, die den physischen Augen verborgen bleibt. Der Sinn hinter den und in den Dingen ist nicht etwa die Summe alles Gesehenen, sondern etwas höheres Drittes, was der Vielheit zugrunde liegt und die vielen Dinge miteinander verbindet. So urteilt der Geist, der die Person durch das offene Dritte Auge erreicht, nicht in den Kategorien "falsch" oder "richtig" oder "gut" und "böse", sondern er sieht eine höhere Einheit, in der polare/duale Kategorien aufgehoben sind und zugleich überschritten werden. Das Dritte Auge ist ein transzendierendes (transcendere – überschreiten, über etwas hinaus) Chakra. Erfahrungen, die durch ein offenes Drittes Auge gemacht werden, nennt man Intuitionen, Visionen oder – in den östlichen Weisheitslehren – "Erleuchtung". Denn auf dieser hohen Ebene wird man das Einssein mit dem Liebeslicht des absoluten (göttlichen) Geistes für möglich halten, was eine Vorbereitung auf die Erfahrung im siebten Chakra ist. Auch die Fähigkeit zur Telepathie und Präkognition, über die ich in früheren Kapiteln ausführlicher geschrieben habe (Kapitel II), gehört dazu. Im Zustand der Erleuchtung "sieht" man im Guten das Böse und im Bösen das Gute, so wie es durch das Yin-Yang-Symbol des Taoismus dargestellt wird. Man sieht es aber nicht aus der Perspektive eines moralisch beurteilenden Geistes, sondern in dem Licht der göttlichen Liebe, die alles vergibt und unwandelbar ist, weil sie unendliches Mitgefühl hat. Mit einem offenen sechsten Chakra erkennt man auch, dass es Gottes Wille ist, dass der Mensch den freien Willen bekommen hat, sich zwischen negativem und positivem Denken zu entscheiden. Man wird sich dabei sofort bewusst, welche Folgen beides hat. Und weil diese Erkenntnis selbst Ausdruck des klaren und lichten, liebenden Heiligen Geistes ist, dürfte die Wahl nicht schwerfallen. Aus dieser Sicht gibt es keine absoluten Fehler, sondern nur das Wirken des vollkommenen Geistes Gottes.

Nicholas Demetry bringt in seinen Erläuterungen schöne Beispiele aus dem Leben Christi, die veranschaulichen, was gemeint ist. Dazu gehört unter anderem die Geschichte von der Ehebrecherin (Joh. 8, 1-11). Immer wieder lehrt Jesus, wie der menschliche Verstand die sehende Liebe verstellt, moralisiert und verurteilt. Für die spirituelle Entwicklung ist das unbedingte Befolgen moralischer Standards nicht förderlich, wenn dabei Mitgefühl und Liebe des Herzens übergangen werden. Wenn Herz und Drittes Auge zusammenwirken, folgt man dagegen dem Wort Gottes. Doch Vorsicht! Dieser Weg ist voller Täuschungen und Selbsttäuschungen und er benötigt absolute Ehrlichkeit und Demut sich selbst gegenüber. Man wird ihn nur sicher unter der Führung eines wahren spirituellen Meisters gehen.

Wenn eine Erkenntnis sichere Orientierung für das Handeln geben soll, dann müssen sich Herzgefühl und Denken zu einer Einheit verbinden, die wir Vernunft nennen. Verzerrtes Denken ist Denken ohne Herz, ist aber auch Denken ohne Objektivität. Beides ist unvernünftiges Denken.

Wenn das Dritte Auge offen ist, versteht man intuitiv den Geist einer Zeit oder Epoche – ohne diskursives Nachdenken. Das Dritte Auge kann dann auch leicht Illusionen und falsches Bewusstsein bei sich und anderen erfassen und korrigieren. Dies ist der geistige Prozess, den man auf dem Lebensweg zum Erwachsenenleben geht (18. bis 21. Lebensjahr).

Das sechste Chakra drückt folgende CORE-Qualitäten aus: Intuition, Vergebenkönnen, Toleranz, Objektivität, die Integration von scheinbaren Gegensätzen, intuitive Erkenntnis und Entscheidungen für das Gute. Die Farbe des sechsten Chakras ist Violett.

Das sechste Chakra reguliert also die Bereiche des Verstehens, des integrativen Denkens, der Intuition, der Visionen und des Wahrnehmens. Wahrnehmen, das sei hier angefügt, ist eher ein ganzheitlicher Vorgang, bei dem man etwas interesselos sieht, noch ehe man es bewertet und mit einem Gefühl belegt, geschweige denn kritisiert. Es ist die Basis für objektives Denken.

Die Grundleiden eines verletzten Dritten Auges sind: Kritiksucht, Feindseligkeit, Nicht-vergeben-Können und Bestrafenwollen.

Einige negative Elementale:
- Ich sehe überall nur Unvollkommenheit.
- Du bist falsch.
- Fehler müssen bestraft werden.
- Das wird schlecht ausgehen.
- Ich bin nicht gut genug.
- Meine Meinung zählt ja nicht.
- Nichts kann ich/kannst du richtig machen.

Das verletzte Selbst zeigt sich in seiner Neigung zu negativer Kritik an anderen. Es hat wenig Einsicht in eigene Fehler und projiziert sie auf andere. Es verurteilt andere und möchte Fehler stets bestrafen. Auch das Festhalten an Vorurteilen ist Ausdruck des unechten Selbst.

Die Verletzungen werden durch Perfektionismus-Zwänge kompensiert. Man ist nachtragend, weil man nicht vergeben kann.

Überhöhte Ansprüche lenken von der Selbsteinsicht in eigene Fehler ab. Statt zu objektivem Denken neigt man zu Rechthaberei. Die Welt/andere beurteilt man nach dem Guter/Böser-Muster. Schließlich gibt es eine Neigung zu Orthodoxie und fundamentalistischen Geisteshaltungen.

Lösende Engel-Elementale:

- Ich bin gut genug.

- Ich lasse mich/euch gelten.

- Ich vergebe mir/dir.

- Durch Fehler kann ich weiterkommen.

- Ich bereue meinen Fehler.

- **Ich sehe in allen Wesen die Ganzheit/Vollkommenheit des Geistes.**

Anmerkung: Die Öffnung des Dritten Auges kann auch zu der ehrlichen Selbsterkenntnis führen, inwieweit negative Elementale der unteren Zentren noch darauf warten, angeschaut und gereinigt zu werden. Das Dritte Auge löst Illusionen auf, die man über sich selbst und andere hegt.

. • ⊙ • .

Das siebte Chakra (Kronen-/Scheitel-Chakra)

Das siebte Chakra öffnet dem Menschen den Raum jenseits von intellektuellem Wissen, von Gefühlen und körperlichen Empfindungen. Damit betritt man den transpersonalen, spirituellen Raum des Glaubens. Die hier erfahrene Realität ist unvergänglich, unsterblich, jenseits von Zeit und Raum. Und sie wird als absolute Quelle und Bezugsgröße des Seins erfahren für diejenigen, deren siebtes Chakra man offenhalten kann. Die Worte der Rishis in den altindischen Veden über den Brahman, die Worte Christi über das Reich Gottes, die Worte Ammas über den Paramatman und Brahman, die Worte aller großen Mystiker leuchten jedem ein, dessen siebtes Zentrum offen ist. Das Einssein mit der "Absoluten Unendlichen Seinsheit, Gott" (Daskalos) wird als das wahre Selbst oder als die wahre Heimat umschrieben. Mit dem Verstand kann das nicht erfasst werden. In der hinduistischen Religion ist diese Einheit mit dem Absoluten/Gott (skr.: samadhi) die Erfahrung von sat-chit-ananda, das heißt Sein-Bewusstsein-Glückseligkeit. Das Ego des Menschen existiert da nicht mehr, das Bewusstsein ist non-dual. Aus der Sphäre des siebten Chakras (und der noch höheren Chakren) können für den, der glaubt, die Gnade, der unendliche Segen und die Vergebung des Himmels in Gestalt von Heiligen, von Jesus Christus, von Mutter Maria oder von Avataren herabfließen und dem Menschen das nie mehr bezweifelte Wissen um seine ewige Heimat im Licht Gottes schenken, so dass er das irdische Leben leben kann, aber gleichzeitig frei von der Angst vor dem Tod wird.

Die Kraft des siebten Chakras ist an kein Lebensalter gebunden; sie kann schon ein Kind erfahren. Eigentlich lenkt sie mehr oder minder den ganzen Lebensweg. Sie liegt allem Streben nach Heilung und dem Vertrauen in den höheren Sinn der eigenen Existenz zugrunde. Ebenso reguliert sie alle CORE-Qualitäten der übrigen Zentren.

Negative Elementale und das sogenannte Böse ergeben sich aus dem falschen Gebrauch der Willensfreiheit des Menschen. Das Gute fließt per Intuition dem Menschen von der höheren Vernunft des Heiligen Geistes jenseits aller Dualität zu. Durch selbstbewusstes (Nach-)Denken (Funktion des Dritten Auges!) macht er es zur Leitschnur seines ethischen Verhaltens. Er kann aber auch die Nabelschnur zur transzendentalen Quelle des Guten verleugnen oder ignorieren und damit die Tür zum egozentrischen, negativen Denken und Handeln öffnen, das abhängig macht von seiner Umgebung. Das Böse an sich gibt es nicht; es existiert nicht in Wirklichkeit, nicht in der Welt des Geistes, wie Daskalos sagt.[124] Die Nabelschnur zum Absoluten kann aber nie durchschnitten werden. Der Mensch bleibt ein Kind Gottes. Das Böse wird vom Menschen in Form der Elementale geschaffen. Auch wenn der Mensch mit blindem Geist und in Selbsttäuschung (Ignoranz) das Negative (Böse) erschafft und den Geist dabei missbraucht, so ist er selbstverantwortlich für diese Wahl und wird die Folgen erleiden müssen. Das Leiden ist dann das untrügliche Zeichen, dass er aus der ursprünglichen Harmonie des göttlichen Universums gefallen ist und dahin wieder zurückkehren soll.

Die CORE-Qualitäten des siebten Zentrums enthalten alle guten Qualitäten der anderen Zentren. Man erfährt hier das Eins-sein mit dem Kosmos; man kann diese Erfahrung auch als Er-kennen des inneren Kerns der selbstbewussten Seele, des Höheren Selbst umschreiben. Die Farbe dieses Zentrums ist Weiß.

Es reguliert die spirituelle Ebene des Lebens, führt zum wahren Selbst und macht die Unterscheidung von relativer (vergänglicher) und absoluter Realität möglich.

Die Grundleiden eines verletzten siebten Zentrums sind spi-rituelle Ignoranz, Trennung von Gott und materialistische Welt-sicht.

Einige typische Elementale:

- Nichts ist ewig.

- Gott gibt es nicht.

- Ich kann nicht glauben.

- Ich weiß nicht, wer ich bin.

- Es hat alles keinen Sinn.

- Mit dem Tod ist alles aus.

Das vom wahren Selbst getrennte Selbst leugnet den höheren Sinn der Existenz; es mokiert sich auch über Spiritualität; Zynismus, existenzielle Einsamkeit und Angst vor dem Tod beziehungsweise eine Leugnung des Todes sind weitere Merkmale.

Kompensiert wird das unechte Selbst durch ein betont egozentrisches, egomanisches Leben, das terroristische Ausmaße annehmen kann.

Einige Lösungs- oder Engel-Elementale:
- Ich bin mit allem in Demut verbunden
- Ich bin ewiges Licht und Liebe.
- Auch der Tod ist sterblich.
- Ich folge dir nach, Christus ...
- Ich glaube.
- Ich weiß Gott in mir.
- **Ich bin ein Diener und ewiger Mitschöpfer Gottes.**

. • ⊙ • .

Das achte Chakra (über dem siebten Chakra)

Das achte Zentrum lässt uns das Christusbewusstsein und die göttliche Liebe erfahren. Es strahlt in goldener Farbe. Es öffnet die Bereiche der göttlichen Gnade und das Reich der Erzengel. Als unwahr erlebt sich das Selbst, weil es an alte karmische Verträge (aus früheren Leben) gebunden ist.

. • ⊙ • .

Das neunte Chakra (über dem achten Chakra)

Dieses Chakra öffnet den Zugang zum völligen Gewahrsein Gottes und dem Einssein mit dem göttlichen Plan. Es hat die Farbe Indigo.

Anmerkung: Die Angaben zum achten und neunten Chakra habe ich dankenswerterweise von Nicholas Demetry erhalten.

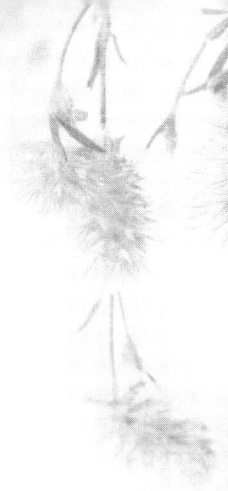

V.
Heilung (Psychotherapie) des feinstofflichen Körpers

Allgemeine Voraussetzungen

Im Folgenden wird der Ablauf der Transformation eines x-beliebigen negativen Elementals im Rahmen einer Klientengruppe beschrieben. Einzelsitzungen unterscheiden sich dadurch, dass der Therapeut/Heiler nach einem Vorgespräch und dem Scannen der Aura und Chakren mit der Handinnenfläche genauere Informationen über den Energiezustand der Chakren erhält.

Wie offen sind die Teilnehmer einer Gruppe für die psychospirituelle Heilarbeit (Etherikos) und für welche Menschen ist diese spirituelle Arbeit ungeeignet? Das zu entscheiden, liegt in der Verantwortung des professionellen Leiters beziehungsweise Heilers oder rechtmäßig zugelassenen Psychotherapeuten. Meine Erfahrung ist, dass Menschen mit einer Borderline-Symptomatik oder einer schizophrenen Störung auf diese Arbeit, vor allem auf die geführten Meditationen, mit Angst reagieren, und die Gefahr ist, dass sich ihre Spaltungsprozesse zu ihrem Nachteil noch vertiefen. Ebenso ist die Einnahme von Psychopharmaka im Vorfeld abzuklären. Natürlich ist die Einnahme von Alkohol oder anderen Drogen selbstschädigend und konterkariert diese Arbeit.

Die intensivste Wahrnehmung von Elementalen ist die Visualisierung, die über eine Zeit von 40 bis 45 Minuten aufrechterhalten werden muss. Damit werden sich viele Menschen anfangs schwertun. Der Geist der meisten Menschen in unserer Kultur ist unruhig, unfokussiert, unstet, rasch ablenkbar und dadurch überanstrengt. Dieser Zustand wird von Jahr zu Jahr schlimmer, besonders bei jungen Erwachsenen, wie die moderne Hirnforschung feststellt.[125] Spirituelles Interesse vorausgesetzt, wird man also in vielen Fällen die Transformationsarbeit als eine geistige Überforderung erleben. Daher ist es besser, mit vorbereitenden Übungen zu beginnen.

Die Bewusstseinsentfaltung eines Menschen kann man mit einem Früchte tragenden Baum vergleichen. An der Basis wachsen die Wurzeln. Psychologisch gesehen repräsentieren sie die Zugehörigkeit zum Familien- und Kultursystem, in dem das Individuum verwurzelt ist. Durch Familienaufstellungen sollte man zunächst die Verzerrungen der Identität im Zugehörigkeits-/Ursprungssystem der Familie geklärt haben.

Dem Stamm entspricht die grobstoffliche Struktur des Körpers. Er sollte gesund, stabil, flexibel und energetisch geladen sein. Durch Körperpsychotherapien wie Bioenergetik oder Core Energetik können Unausgeglichenheiten, Verletzungen, Schwächen und Verspannungen bewusst gemacht und geheilt werden. Zugleich werden dabei auch Gefühlsblockaden gelöst und die positive Macht konstruktiver, aber auch die negative Macht destruktiver Gefühle erfahren. Das bringt den Menschen ins Hier und Jetzt, was eine Grundlage für die Arbeit auf der nächsten Stufe ist.

Die gröberen Äste des Baums repräsentieren die Verzweigungen (Verschaltungsmuster) der Verstandestätigkeit, die geistige Vielseitigkeit und die mentalen Tätigkeitsfelder des Individuums. Eher

mental arbeitende Psychotherapien, wie zum Beispiel die Gestalt-
therapie, die Eriksonsche Hypnotherapie oder das Focusing,
sorgen dafür, dass die geistigen "Äste" ihre Verbindungen untereinander reflektieren und integrieren oder keine Kraft mehr in ab-
sterbende Äste investieren. Gute mentale Therapien erhalten auch
den Kontakt zum Körper und den Wurzeln der Persönlichkeit
aufrecht.

Die feineren Äste, die das Laub tragen, verschaffen Zugang
zum verfeinerten Bewusstsein der Philosophie, Kontemplation
und der Meditation. Es nimmt die Blätter sozusagen als Empfän-
gerorgane des Leben spendenden Sonnenlichts wahr, für das es
sich nun öffnet. Das Licht ist das Äquivalent für den lichten Geist.
Psychospirituelle Therapien fördern das bewusste Wahrnehmen
der Gedanken selbst.

Am höchsten ist das Bewusstsein aber, wenn der Baum blüht.
Die Blüten würden den sich öffnenden Chakren gleichen. Hier
empfängt das Bewusstsein das Sonnenlicht nicht bloß als physikalisch messbare Photonen, sondern als metaphysische Kraft, als
universelle göttliche Strahlung, als Licht im Licht, das den ganzen
Baum umgibt und alles ermöglicht. Nur das offene Dritte Auge
und das siebte Chakra, die Krone der Schöpfung "Baum", kann
das erkennen. Es sieht auch, was aus den Blüten werden wird,
nämlich die Früchte und daraus ein nächster, neuer Baum. Dieses
höchste Bewusstsein erkennt mit einem allumfassenden Blick die
ganze Schöpfung Gottes mit Namen "Baum".

Es kommt also auf die Bewusstseinsebene der Menschen an,
wo und wie man mit der psychospirituellen Arbeit ansetzt. Wenn
jemand kein Körperbewusstsein hat oder seine Gefühle nicht
wahrnehmen und benennen kann, wird er die Elementale im feinstofflichen Körper sehr ungenau oder gar nicht erkennen. Es wäre
so, um bei der Baum-Metapher zu bleiben, als wollte er die Blüten
unmittelbar auf den Stamm setzen und zum Blühen bringen. Natürlich gibt es "Meister, die vom Himmel gefallen sind" und die

schon in jungen Jahren ein organisch gewachsenes spirituelles Bewusstsein haben; aber das ist eher die Ausnahme in unserer Kultur.

Für den organischen Beginn einer Psychotherapie des feinstofflichen Körpers ist es nötig:

a. den Geist zu beruhigen und zu fokussieren,

b. die Präsenz eines energetisch wachen Körpers zu haben,

c. Gefühlsblockaden zu lösen.

Wichtig für diese geistige Arbeit sind auch Ort, Tageszeit und Ambiente des Raums.

Man kann die Arbeit schlecht in Räumen mit störenden Nebengeräuschen machen und auch nicht in Räumen, die visuell durch Bilder ablenken. Der Raum sollte hell, einfach gestaltet, mit weißen leeren Wänden und mit einem Teppichboden versehen sein. Teppichböden sind notwendig, weil bei Gruppen die Teilnehmer öfters im Liegen arbeiten. Die Raumgröße sollte Platz für 14 bis 20 Personen bieten, die bequem am Boden liegen können. Manche benötigen Stühle. Aber es sollten ausreichend Sitzkissen für das Meditieren im Sitzen vorhanden sein. Da manche Meditationen mit Musik unterlegt sind, braucht man einen CD-Spieler. Manche Therapeuten betonen den Wert dieser Arbeit, indem sie in der Mitte des Raumes auf einer wertvollen Decke einen Blumenstrauß, Quarzkristalle, Halbedelsteine und eine Kerze aufstellen.

Die Transformation negativer Elementale

Den Heilkanal öffnen und die Elementale finden

Jede Arbeit, die das spirituelle Bewusstsein erweckt, sollte mit einer Fürbitte und einer Meditation beginnen. Das gilt zunächst für den Heiler/Therapeuten selbst.

In der früher vorgestellten großen amerikanischen Fernheilungsstudie MAHI (siehe Kapitel II, 4) wurde gesagt, dass die Heilung anderer davon abhing, dass sich die Heiler in den Dienst einer großen spirituellen Kraft, wie zum Beispiel Jesus Christus, stellten, so dass deren Kraft (oder Energie) durch sie hindurch zu den Patienten als kohärentes Licht floss. Diese Einstellung und eine regelmäßige spirituelle Praxis sollte jeder Heiler haben. Deshalb kann die Vermittlung der im Folgenden beschriebenen Meditationen nur wirken, wenn der Therapeut, ehe er seine Arbeit beginnt, durch Gebet oder Anrufung in Kontakt mit der Heilungsenergie eines Schutzengels oder eines Heiligen oder spirituellen Lehrers oder einfach von Gott geht und sein Ego beiseitelässt. Wer die Anweisungen bloß (vor-)liest, ohne sie selbst vorher mehrmals selbst vollzogen zu haben, kann sie schwerlich glaubwürdig vermitteln. Wer an den Meditationsschritten zweifelt, sie insgeheim kritisiert, während er sie vorträgt, missbraucht oder manipuliert die Bedürfnisse der Menschen nach Heilung und spiritueller Transformation. Das ist deshalb bedeutsam, weil man, wenn man sich demütig von der großen spirituellen Kraft des Höheren Selbst leiten lässt, Worte und Eingebungen erfährt, die von den hier vorgetragenen abweichen können, aber authentisch bleiben.

In der Fürbitte, bei der die Teilnehmer in einem Kreis stehen und sich an den Händen halten, wendet man sich an das Höchste Selbst und bittet um Hilfe bei der Lösung des Anliegens, dessentwegen man gekommen ist. Jeder der Teilnehmer kann im Stillen das Höchste Selbst mit dem Namen ansprechen, der ihm vertraut ist, zum Beispiel mit Allah, Mutter Maria, Padmasambhava, Jesus Christus, Amma, Gott oder einfach universelles Licht. Die Fürbitte kann der Therapeut sprechen.

Die anschließende Meditation bekräftigt das vorausgegangene Gebet. Wir können darauf hinweisen, dass eine Heilung von negativen Elementalen von einer höheren Ebene aus erfolgt, die frei ist von Verstrickungen in die Probleme der Person.

Hier eine kurze Anleitung, die vom Leiter der Gruppe langsam mit Pausen (entspricht den drei Punkten) gesprochen wird. Man kann sie mit einer schönen meditativen Musik untermalen. Im Anhang werden dazu geeignete CDs empfohlen. Die Teilnehmer sollten während der Anfangsmeditation gerade sitzen und die Füße am Boden haben.

- *Entspanne deinen Körper und atme natürlich ...*

- *Visualisiere unter deinen Füßen einen Ball aus weißem, heilendem Licht ...*

- *Lass das weiße Licht allmählich durch deine Füße und deine Beine in den Unterleib aufsteigen ... Wenn du das Licht nicht siehst, denke einfach "weißes Licht" ...*

- *Lass das weiße Licht weiter aufsteigen in deinen Bauch ... und weiter hinauf zu deinem Herzen und in deine Lungen ...*

- *Lass es weiterfließen durch die Schultern ... die Arme ... bis zu den Fingern ...*

- *Lass es aufsteigen durch die Kehle, in den Kopf und ins Gesicht ...*

- *Visualisiere über deinem Kopf eine Kugel aus weißem Licht ...*

- *Lass aus deinem Körper alle Gedanken, die dich zur Zeit belasten, wie dunklen Nebel nach oben aufsteigen und in diese Kugel einströmen ... (Längere Pause.)*

- *Nimm die Kugel mit deinen Händen vom Kopf und halte sie vor dich, spüre ihr Gewicht ...*

- *Lass die Kugel wie einen Luftballon in den Himmel aufsteigen und übergib sie den himmlischen Wesen der geistigen Welten, die alle diese Gedanken reinigen und in eine harmonische Ordnung bringen werden, so dass sie geklärt und in Frieden zu dir zurückkommen können, wenn du es willst ...*

- *Nun visualisiere über deinem Kopf einen Strahl aus goldenem Licht, der aus dem Himmel herabkommt und dich innen und außen durchfließt ... Stelle dir vor, dass dir dieser Strahl von dem geistigen Wesen geschickt wird, an das du zuvor deine Fürbitte gerichtet hast. Du kannst diese Fürbitte jetzt sinngemäß nochmals sprechen und an das goldene Licht richten ... (Längere Pause.)*

- *Komm langsam in den Raum zurück und spüre deinen Körper ...*

Danach muss in der Runde geklärt werden, unter welchem/n negativen Elemental(en) jeder Einzelne leidet. Meiner Erfahrung nach haben sich dazu zwei zentrale Übungen der Introspektion, das heißt des Blicks nach innen, bewährt.

In der ersten Übung setzen sich zwei Personen auf Kissen im Abstand von zwei Unterarmlängen gegenüber. Sie wählen, wer A und wer B ist. Dann geben sie einander die Hände und halten sie während der gesamten Übung. A wird B während der gesamten Übung immer nur die eine Frage stellen: "Wie verletzt du dich und andere?" Er beginnt also mit dieser Frage an B und wartet dann ab, bis B antwortet.

Das kann mehr oder weniger lange dauern, aber A wiederholt die Frage nicht noch einmal. Wenn B geantwortet hat, sagt A "danke" und wiederholt sofort die Frage. Und so geht es fort, bis fünf Minuten um sind. Der Gruppenleiter gibt ein Zeichen, wann die Übung beginnt und wann sie zu Ende ist. Alle sollten zur gleichen Zeit anfangen und aufhören. Dann schließt B die Augen und geht seine oder ihre Antworten durch und findet heraus, welche

183

Aussage/Antwort für ihn/sie am meisten Bedeutung hat. Das Ergebnis schreibt B auf einen Zettel neben sich. Danach wechseln A und B die Rollen und geben sich die Hände. Jetzt fragt B und A antwortet, nachdem der Leiter ein Zeichen für den Beginn gegeben hat. Die Übung geht weiter wie oben erklärt.

Auch A schreibt auf, was für sie/ihn am stärksten von Bedeutung war.

Bei dieser Übung muss man strikt das Setting einhalten, zum Beispiel darf der Frager nicht nachfragen, selbst wenn der Antworter fünf Minuten lang schweigt. Er sollte denken, dass er als fragende Person unwichtig ist und dem anderen nur die Möglichkeit gibt, tiefer und gründlicher in sein Bewusstsein einzudringen. Mit dem Danke drückt er aus, dass er die Aussage des Gegenübersitzenden achtet.

Den Hintergrund der Frage habe ich schon bei den Erläuterungen der negativen Elementale in den verschiedenen Chakren erwähnt. Ich wiederhole es hier: Jedes negative Elemental stellt eine Verletzung des eigenen CORE oder Höheren Selbst dar, indem man es einem oder mehreren anderen gegenüber sagt oder denkt.

Die zweite Übung hat dasselbe Setting – nur mit dem Unterschied, dass die Frage nun heißt: "Wie entwertest du dich und andere?" Diese Frage hat denselben Hintersinn wie die vorige. Man kann eine von beiden wählen, aber nicht beide. Wenn man sich beim Antworten besser konzentrieren kann, schließt man die Augen.

Nach der Übung liest jeder in der Runde vor, was seine bedeutendste Selbst-/Fremdverletzung ist (beziehungsweise Selbst-/Fremdentwertung). Es wird meistens notwendig sein, durch ein Gespräch zu klären, welchem Chakra die Notiz des Teilnehmers zuzuordnen ist. Der Therapeut sollte dafür die Übersicht in Kapitel

IV nutzen, die man aber auch den Teilnehmern per Folie oder Kopie zugänglich machen kann.

Elementale haben öfters eine komplexe Struktur, die etwas Verwirrendes haben kann. Das hat mit den Finessen des Egos zu tun, unangenehme Wahrheiten zu verschleiern, zu verharmlosen oder zu verdrängen. Deshalb ist es hilfreich, das Elemental mit einem einprägsamen Namen zu belegen. Man sollte versuchen, aus der Übersicht negative Merkmale zusammenzufassen und sie auf einen allgemeinen Begriff zu bringen. Hier einige Beispiele, wie der verletzende Teil der Persönlichkeit oder der Entwerter heißen könnte (man kann den weiblichen oder den männlichen Artikel wählen, je nachdem, wie es persönlich stimmig ist):

Für das erste Chakra: die Scham/die Schuld/
die Wertlosigkeit.

Für das zweite Chakra: die Gier/die Angst/die Sucht/der
Verzicht.

Für das dritte Chakra: der Kampf/die Wut/die Kontrolle/
das Opfer/der Rechthaber.

Für das vierte Chakra: die Einsamkeit/die Pflicht/
die Melancholie/der Neid/der Leidende.

Für das fünfte Chakra: der Manipulierer/der Verschlossene/
der Selbstbetrüger.

Für das sechste Chakra: der Kritiker/der Nachtragende/
der Zweifler/der Rächer/der Clown.

Für das siebte Chakra: der Ungläubige/der Zyniker/
der Materialist/der Einsame.

Wie gesagt, dies sind nur Vorschläge. Manchmal wird man bei der Suche spüren, dass ein anderer Begriff das Chakra besser anspricht. Auch sollte man nicht ins Grübeln kommen, wenn mehrere Chakren beziehungsweise Elementale zutreffen. Man fange einfach mit einem unteren Chakra an; die Energie der anderen wird dabei mit transformiert, wie ich noch erklären werde.

Für die wache und bewusste Wahrnehmung der Transformation ist es günstig, dass man das eigene Energieniveau und das der Gruppe anhebt. Dem dient auf körperlich-seelischer Ebene die zuvor erwähnte Körper-/Gefühlsarbeit. Auf der psychospirituellen Ebene schlage ich folgende Meditation vor:

Die Teilnehmer sitzen mit aufrechtem Rücken im Kreis.

Dann atmet man etwas stärker als normal ein und aus. Danach visualisiert man folgende Lichtfarben, die von vorn in die verschiedenen Chakren eindringen:

Rotes Licht dringt in das erste Chakra ein, das zwischen den Beinen in dem unteren Ende der Wirbelsäule liegt ...

Orangenes Licht dringt in das zweite Chakra ein ...

Sonnengelbes Licht dringt in das dritte Chakra ein ...

Smaragdgrünes Licht dringt in das vierte Chakra ein ...

Blaues Licht dringt in das fünfte Chakra ein ...

Violettes Licht dringt in das sechste Chakra ein ...

Weißes Licht dringt in das siebte Chakra ein ...

Danach versucht man, alle Chakren mit den Farben gleichzeitig zu sehen und der universellen Lichtquelle für diese Kraft zu danken.

. • ☉ • .

Die zentrale Transformationsmeditation

Die folgenden Visualisierungsschritte werden langsam gesprochen, so dass man sie nachvollziehen kann. Das Tempo und die

Länge der Pausen nach jedem Schritt wird man intuitiv richtig wählen, wenn man als Sprecher/Leiter die Meditation mitmacht, sich aber gleichzeitig der Leiterrolle bewusst bleibt.

Am Ende der Meditation werden für die Leser wichtige Erläuterungen zu einzelnen Abschnitten (in Klammern mit "E" markiert) gegeben. Ehe man diese Meditation gemeinsam mit anderen praktiziert, sollte man sie selbst praktizieren.

Die folgende Meditation beruht auf den Anleitungen, die Daskalos und Nicholas Demetry übermittelt haben, ist aber an einigen Stellen etwas modifiziert worden.

Wenn man bei der Visualisierung andere als die vorgegebenen Farben und Formen intuitiv sieht, möge man seinen Eingebungen folgen. Es führt zu nichts, wenn man sich anstrengt, just die Farben und Formen sehen zu wollen, die man während der Anleitung hört – wenn man also alles unbedingt "richtig" machen will.

Man kann die Meditation auch im Liegen (Rückenlage) machen, wobei die Kehle nicht durch ein Kissen unter dem Kopf eingedrückt werden sollte. Im Liegen ist es aber wahrscheinlicher, dass man einschläft und dadurch den Prozess nicht bewusst erfährt. Während der Meditation läuft leise eine beruhigende Musik, die unaufgeregt die subtilen Schwingungen des spirituellen Pfads unterstützt. Da es auf dem Markt auch ungeeignete Meditationsmusik mit süßlicher und aufdringlicher Schwingung gibt, werden am Ende des Buches ein paar bewährte CDs empfohlen.

Nimm drei tiefe Atemzüge und entspanne deinen Körper ...
- *Visualisiere einen Ball aus weißem, heilendem Licht unter deinen Füßen ...*
- *Lass das weiße Licht allmählich in deine Füße eindringen ...*
- *Lass es in und um die Beine (in der Aura) nach oben steigen zu den Knien, den Schenkeln und zum Unterleib ...*
- *Lass es weiter nach oben zum Solarplexus im Oberbauch steigen ...*

- *Lass das weiße Licht zum Herzen und den Lungen aufsteigen ...*

- *Lass es durch die Schultern, Arme, Hände zu den Fingerspitzen hinabfließen ...*

- *Lass das Licht nach oben durch den Hals in den Kopf und ins Gesicht steigen ...*

- *Nun sieh und fühle, wie das Licht den ganzen Körper von der Lichtkugel zu deinen Füßen bis zum Scheitel durchströmt ...*

- *Zeichne vor dir auf den Boden mit deinen Lichthänden einen großen Kreis aus weißem Licht, der einen Durchmesser von deiner doppelten Körpergröße hat ...*

- *Visualisiere ein weißes Lichtkreuz in dem Kreis, dessen Enden den Kreisrand berühren ...*

- *Stelle dich auf den Schnittpunkt des Kreuzes ...*

- *Errichte mit deinen Lichthänden auf dem Lichtkreis einen Kegel aus weißem Licht. Lass ihn dreimal so hoch werden wie deine Körperlänge ... (Längere Pause.)*

- *Visualisiere rechts von dir kleine rote Lichtflammen, die von der Basis des Kegels an der Kegelwand nach oben bis zur Spitze wachsen ... Dies ist das Licht von Erzengel Michael, das deine Lebenskraft erhält ... Berühre die roten Flammen mit deinen Händen und lass ihre Wärme durch deinen Körper strömen ... Danke Michael, dass er dein Leben erhält ...*

- *Jetzt wende deine Aufmerksamkeit zur linken Seite des Lichtkegels ... Dort siehst du kleine violette Lichtflammen von unten aufsteigen und an der Kegelwand bis nach oben zur Spitze hinaufwachsen ... Dies ist das Licht von Erzengel Raphael, der deinen Geist reinigt und für klares intuitives Denken sorgt ... Berühre das violette Licht und lass seine Klarheit*

188

in dich eindringen ... Danke Raphael, dass er dir hilft, deinen Geist objektiv und liebevoll zu halten ...

• Richte deine Aufmerksamkeit nun auf den Lichtkegel in deinem Rücken ... Dort siehst du von der Basis des Kegels kleine blaue Lichtflammen aufsteigen und nach oben zur Spitze wachsen ... Dies ist das Licht von Erzengel Gabriel, der dich von negativen Gefühlen reinigt und die Gefühle der selbstlosen Liebe in deinem Herzen stärkt ... Lass das blaue Licht in deinen Rücken und zum Herzen eindringen ... Danke Gabriel für seine große Liebe ...

• Wenn du jetzt an dir hinabsiehst, nimmst du eine Säule aus weiß-silbrigem Licht wahr, die vom Boden aus an dir hochwächst und dich ganz umhüllt ... Dies ist das Licht von Erzengel Uriel, der die Energien von Körper, Psyche und Geist in Harmonie und Frieden bringt ... Lass dieses Licht dich durchdringen und danke Uriel für seine Kraft ... (E 1)

• Verlasse nun den Lichtkegel, gehe hinaus in einen schönen Rosengarten und suche dir einen Platz, wo du dich niederlassen kannst ...

• Rufe den Führungsengel herbei, der dir auf deinem Pfad der Reinigung von deinem Elemental beistehen soll und dir hilft, deine innere Wahrheit im Tempel des wahren Selbst zu erkennen ... Sprich jetzt gemeinsam mit ihm im Stillen ein Gebet, das aus deiner Seele kommt ...

• Dann visualisiere, wie aus dem Himmel eine golden-weiße Säule aus dem Tempel des wahren, göttlichen Selbst herabkommt und euch beide umhüllt ...

• Sieh mit deinem geistigen Auge, wie dein Seelenkörper deinen physischen Körper verlässt und wie du gemeinsam mit deinem Führungsengel in der Lichtsäule nach oben steigst ... (E 2)

- *Nimm wahr, wie du immer freier und leichter und leichter und freier wirst ... und leichter und höher und freier ... und freier und leichter ... bis du an eine Lichtpforte kommst ... Berühre sie mit deinem Herzen ... und lass sie nach innen aufgehen ... Betritt nun den Garten des Tempels deines wahren, göttlichen Selbst ...*

- *Gehe auf einem golden-weißen Lichtpfad durch diesen Lichtgarten und betrachte die Blumen, die hier blühen, die prachtvollen Bäume, spüre den Frieden und die reine Liebe und Freude, die alle Pflanzen, die Tiere, alle geistigen Wesen, alle Seelenwesen ausstrahlen, die dir hier begegnen.*

- *Und dort, auf dem Weg kommt dir das höchste heilige Wesen entgegen, wer immer das für dich ist ... Jesus Christus ... Mutter Maria ... Amma ... ein Bodhisattva ... oder Padmasambhava – oder ... (E 3)*

- *Dieser Heilige/diese Heilige weiß, was deine Seele sucht ... Schau ihm/ihr in die Augen und fühle seine/ihre Liebe ... Lass seine/ihre Hand sich ausstrecken und dein Herz berühren und empfange seinen/ihren Segen ...*

- *Gehe weiter auf dem Pfad und sieh vor dir die große goldene Sonne der Heilung ...*

- *Stufen aus weißem Licht führen direkt in die Sonne hinein ... Betritt sie und gehe in die Sonne hinein ... tiefer und tiefer hinein ... und noch tiefer ...*

- *Dann kommst du in einen großen Lichttempel, den Tempel der Wahrheit, der Wahrheit deines göttlichen Selbst ...*

- *In der Mitte des Tempels ist ein Altar, und vor dem Altar warten zwei große weiße Engel auf dich, die dir einen großen leeren und dunklen Spiegel vorhalten ...*

- *Tritt mit deinem Führungsengel vor den Spiegel ... und bitte nun, dass sich im Spiegel dein negatives Elemental zeige, von dem du dich befreien willst ...*

- *Bitte deinen begleitenden Engel und dein höchstes heiliges Wesen, dir beizustehen ...*

- *Lass aus dem dunklen, leeren Raum im Spiegel dein Elemental* (hier den Namen des negativen Elementals erinnern) *auftauchen ...* (Längere Pause.) (E 4)

- *Lass es klarer und deutlicher hervortreten ... Sag ihm, dass du es nicht bestrafen, sondern befreien willst ...*

- *Setze dem Wesen dort im Spiegel zwei Augen ein, die dich ansehen ...Wie schauen sie? Was wollen sie von dir?*

- *Gehe nun zurück in deinem Leben und erinnere dich, wie du mit diesem Elemental umgegangen bist ... Welche Fähigkeiten/Eigenschaften hast du durch dieses Elemental indirekt gelernt, um besser im Leben zu bestehen? ...* (Längere Pause.)

- *Erinnere dich nun aber auch, wie du dich (und auch andere) unglücklich gemacht hast, indem du dich von diesem Elemental hast leiten lassen ...*

- *Welchen Preis hast du dafür bezahlt, dass du an dieses Elemental geglaubt hast?*

- *Sage nun zu dem Elemental: "Liebes negatives Elemental! Du bist mir vertraut geworden. Aber du bist nicht ich, und ich bin nicht du. Der Preis, den ich bezahlt habe, indem ich mich von dir habe leiten lassen, ist mir zu hoch geworden. Ich danke dir für das, was ich durch dich gelernt habe; aber die Liebe, die du brauchst, um mich in Frieden zu lassen, kann ich dir nicht geben. Ich bin gekommen, um mein wahres Selbst zu leben. Deshalb lasse ich dich jetzt zu den* himmlischen Wesen ins Licht gehen, wo du all das bekommst, was dich glücklich macht."

- Bitte nun, dass ein golden-weißer Lichtstrahl des Heiligen Geistes herabkommt ... und sich um das Elemental dort im Spiegel herumlegt und es nach oben ins Licht wegführt ... Sei sicher, dass es nicht mehr sichtbar ist und dass es fortgetragen wurde ... (E 5)

- Sieh, wie nun von oben aus dem Himmel ein großer Strahl göttlicher Energie herabkommt und dir eine Gabe zum Altar bringt ... Schau, was es ist ... (Längere Pause.) (E 7)

- Lass das Geschenk in das Chakra gleiten, das Heilung braucht ... und lass es fließen zu deiner Kehle und zu deinem Dritten Auge ... Lass die heilende Energie des Geschenkes ein paar Mal aus deinem Dritten Augen austreten, zurück in dein Herz fließen und wieder aufwärts ... Lass es auch abwärts fließen bis zu den Füßen ...

- Sprich halblaut aus, wie du jetzt bist, beginnend mit den Worten: "Ich bin ..."

- Verabschiede dich von dem heiligen Ort und gehe zurück zu dem Garten ...

- Betritt mit deinem Führungsengel die golden-weiße Lichtsäule, und lasst euch gemeinsam hinab zum Garten auf der Erde gleiten ...

- Betritt deinen physischen Körper durch das Herz- und das Scheitelchakra ...

- Danke deinem Führungsengel für seine Hilfe und gehe zurück in deinen Lichtkegel ...

- Spüre nochmals das rote Licht Michaels zu deiner Rechten, das violette Licht Raphaels zu deiner Linken, das blaue Licht

*Gabriels hinter dir und das weiß-silberne Licht Uriels um
dich herum ... und danke ihnen allen ...Verlasse den Lichtkegel
und lasse ihn vor deinen Augen verschwinden ...*

- *Nimm dir Zeit, um zurück ins Hier und Jetzt deines materiellen Körpers zu kommen ...*

Erläuterungen:

E 1 = Andere Farben der Erzengel sind: Blau für Michael, Smaragdgrün für Raphael, Weiß für Gabriel, Rot für Uriel.

E 2 = Manchmal fühlt man Angst, wenn der Seelenkörper (der
spirituelle Lichtkörper) den physischen Körper verlässt.
Daher ist es beruhigend, wenn man weiß, dass man
durch die golden-weiße Lichtsäule die ganze Zeit über
mit dem physischen Körper verbunden bleibt und durch
sie später wieder zurückkehren wird.

E 3 = Man muss den Teilnehmern die Freiheit lassen, den Zugang zu ihren "Göttern" oder Heiligen zu wählen.

E 4 = Manchmal tauchen als negative Elementale lebende oder
schon verstorbene Personen auf, zum Beispiel der eigene
Vater oder die eigene Mutter. Es steht nur in Gottes
Macht, wann sie ins Licht gehen, und nicht in unser persönlichen Macht.

Deshalb sollte man **hinter** die Person im Spiegel schauen
und dort das negative Elemental entdecken, das die Person im Spiegel und damit einen selbst beherrscht. Dieses
Elemental lässt man dann ins Licht gehen.

E 5 = Es kann sein, dass man ein negatives Elemental noch
nicht gehen lassen will. Dann sollte man sich fragen, welchen Vorteil man davon hat und was die Folgen sind. Vielleicht ist die Zeit noch nicht reif für die Transformation.

Es kann auch sein, dass man ein negatives Elemental ins Licht gehen lassen will, es sich aber zäh weigert und im Spiegel hängenbleibt. Dann kann man sich vom Führungsengel oder von Erzengel Michael ein Lichtschwert in die Hand geben lassen und mit zwei, drei heftigen Hieben über dem Chakra, zu dem das Elemental gehört, die anhaftenden Fäden durchtrennen. Oder man bittet inständig alle himmlischen Heerscharen der Engel, ein mächtiges goldenes Netz über das Elemental im Spiegel zu werfen und es mit vereinten Kräften so lange nach oben zu ziehen, bis es den Blicken entschwunden ist.

Nach der Meditation sollte man in der Stille sitzen und einige Zeit innerlich gesammelt bleiben. Danach sollte man sich viel Zeit geben, um auszusprechen, welches negative Elemental und – das vor allem – welches positive Engelelemental man bekommen hat. Es tut gut, nachdem jemand klar sein positives Elemental mitgeteilt hat, gemeinsam ein "So ist es" zu sagen.

Oft hat man Fragen zum positiven Elemental, weil es zwar wohltuend wahr, aber zugleich rätselhaft ist. Hier verweise ich darauf, was ich zu "Deutungen" von Elementalen gesagt habe. (Kapitel III, 3)

. • ⊙ • .

Wie wirkt das Heilelemental nach der Transformation?

Wird dieses Unwesen, wird dieser Dämon nicht wiederkommen? Das werde ich öfter gefragt, wenn die Verwandlung zum Guten getan ist. Ich antworte stets: Wie kann er wiederkehren, wenn kein entsprechendes Elemental mehr da ist, das ihn abrufen oder anziehen könnte? Es gilt das spirituelle Gesetz, Gleiches zieht Gleiches an, positiv wie negativ. Also kann ein Positives nur ein ebenso Positives anziehen. Du wirst es in deinen Beziehungen zu Freunden, Partnern oder Kollegen bemerken. Ein Chakra ist ein energetisches Auge in deiner Aura. Vor der Reinigung hast du die Welt durch die Augen des negativen Elementals gesehen und meintest, die anderen seien schlecht oder problematisch. Du hast sie durch die Brille des negativen Elementals gesehen. Jetzt hast du die Brille - zumindest diese eine Brille - abgenommen und siehst die anderen in einem anderen Licht, nämlich in einem Licht der Wahrheit, deinem eigenen Seelenlicht. Der andere mag immer noch Fehler haben, das siehst du auch, aber weil du ihn jetzt mit dem Licht deines Innersten anschaust, siehst du mehr seine guten Seiten.

Ich will das an einem populären Beispiel erklären: Nehmen wir an, du siehst und beurteilst einen anderen stets durch das negative Elemental: "Das ist nicht gut", "das ist ein Fehler" oder "das ist falsch". Wenn du jetzt nicht weißt, dass das ein Elemental ist, das das Dritte Auge verdunkelt oder verzerrt, dann glaubst du, dass du den anderen objektiv beurteilst, obwohl es sich um eine negative Projektion von dir handelt. Viele Menschen gehen so miteinander um, besonders solche, die von Berufs wegen andere beurteilen müssen, zum Beispiel Psychiater oder Lehrer. Sie sehen nicht den Balken im eigenen Auge, während sie den Splitter in dem des anderen sehen. Wenn du nun das negative Elemental aufgelöst hast und in der Transformation ist dir das Engelelemental erschienen, das dir eine innere Wahrheit eingab, die sich in den Worten ausdrückte "Ich bin gut genug" oder "Ich lasse mich gelten" oder "Ich vergebe mir meine Fehler", dann wirst du den anderen im Licht dieser Wahrheit sehen und auch ihm seine Fehler vergeben. Oder du wirst ihn gelten lassen trotz seiner Unvollkommenheiten - und das wirst du nicht tun, weil du es nun nur denkst, sondern weil es für dich eine spirituelle Wahrheit ist, die von der höheren Ebene deines wahren Selbst (oder CORE, wie wir es auch genannt haben) kommt, die alle Menschen miteinander verbindet. Dadurch wird sich der andere nicht als von dir getrennt empfinden, sondern als wertgeschätzter Mitmensch. Das heißt nicht, dass du dir nun von ihm alles gefallen lassen musst und dass du ihn nicht auf Fehler hinweisen darfst, die er macht; aber da deine Kritik nicht feindlich oder den Menschen als solchen ablehnend herüberkommt, kann er die Kritik viel eher als Hilfe annehmen und muss sich nicht sofort verteidigen. Denn seine Essenz, sein Wesen wird nicht verurteilt. Natürlich räume ich ein, dass es viele Zeitgenossen gibt, die wohlwollende Kritik in den falschen Hals kriegen. Weil du aber mit deinem offenen, von dem negativen Kritik-Elemental befreiten Geistauge (Drittes Auge!) verbunden bist, wirst du auch darauf intuitiv, weise und weitsichtig reagieren. Ich erinnere an die Geschichte von der Heilung eines Besessenen (jemand, der von vielen üblen Elementalen beherrscht wird, in der Bibel "unsauberer Geist" genannt), die über Jesus Christus in Lukas 8, Vers 27-39 erzählt wird: Der Besessene will sich zuerst nicht von Jesus heilen lassen; tief innen fühlt er sich dessen nicht würdig, zumal er die Elementale vieler Zeiten angezogen hat. Er nennt sie "Legion". Als nun die Elementale Jesus bitten, sie nicht direkt zu verwerfen - sie heißen hier "Teufel" -, bietet sich eine Herde Schweine an, die "Teufel" in sich aufzunehmen. Das erlaubt Jesus ihnen. Die vielen negativen Elementale fahren aus der Person des Besessenen aus in die Schweine, und diese stürzen sich dann ins Meer und ertrinken. Dann aber sagt Jesus zu dem Gereinigten, er möge ihn verlassen und verkünden, dass es Gott gewesen sei, der ihn geheilt habe. Auch wenn wir nicht wissen, was Jesus bewog, den Besessenen nicht direkt, sondern über einen Umweg zu heilen, bleibt es ein Gleichnis, wie man mit dem Geist eines Menschen umgehen solle, der sich nicht helfen lassen will. Aber vor allem ist es bemerkenswert, in welcher großen Bescheidenheit Jesus hier heilt. Der Geheilte möge nicht sagen, dass er, Christus, die Heilung getan hat, sondern dass es Gott selbst war.

Wenn du auf ein negatives Elemental im anderen triffst, das stärker ist als alle deine guten Absichten und klaren Einsichten, ist es an dieser Stelle weise, im Stillen Jesus zu bitten, dass Gott dem anderen helfen möge.

Eine weitere Folge der Reinigung ist, dass du nun klarer und rascher und auch schmerzlicher die anderen noch unerlösten Elementale erkennst. Wenn man in einen verschmutzten Teich noch einen Eimer Abwasser kippt, dann wird man den Unterschied in der Wasserqualität nicht erkennen. Aber wenn man in einen sauberen Teich einen Eimer Abwasser kippt, dann verbreitet sich der Schmutz über die ganze Oberfläche – für jedermann sichtbar. Weil du nun das Glück der Transformation erfahren hast und dich insgesamt freier und leichter fühlst, wachsen deine Motivation und dein Optimismus, nach und nach auch die anderen Schattenseiten der Persönlichkeit zu reinigen. Ein gereinigtes Lichtfeld hat eine höhere Schwingungsfrequenz und bringt die langsamer und dunkler vibrierenden Energiefelder in Resonanz. Dasselbe geschieht auf der Ebene des Bewusstseins.

Die Anrufung der geistigen Helfer und das Gebet haben bei der Transformation geholfen. Man ist auf eine höhere Ebene des Bewusstseins gegangen, wobei man über den konventionell fassbaren Bereich der Wahrnehmungen hinausgegangen ist, wie die Heiler es immer tun. Darum ist es förderlich für diesen Weg, sich immer wieder Raum und Zeit für Gebet und Anrufung zu geben, damit die nächsten Schritte freier und leichter werden durch das innerlich und äußerlich erweckte Licht des Heiligen Geistes.

Das kollektive Elemental des Selbstwerts

Dass Elementale nicht nur individuelle Phänomene sind, sondern vernetzt sind mit denselben Elementalen vieler Menschen, ja ganzer Gesellschaftsschichten und sogar Völker, darauf habe ich schon einige Male hingewiesen. Aus diesem Grund ist es schwer, ein sicheres Selbstwertgefühl zu behalten, während um einen herum eine "Kultur" der Entwertung und Missachtung herrscht. Folgt man dagegen der Kraft der positiven Elementale, wird man entsprechend dem spirituellen Gesetz "Gleiches zieht Gleiches an" auf Menschen treffen, die eine ähnlich gute Ausstrahlung haben, und sie wertschätzen. Die negativen Gedankenmuster zu transformieren und den eigenen Wert zu erkennen, hat also gesellschaftliche Folgen. Allerdings: Um seine Lebensumwelt zu verändern, fängt man stets bei sich selbst an.

Hier möchte ich einiges zu dem kollektiven negativen Elemental sagen, mit dem man den eigenen Selbstwert und den von anderen herabsetzt. In meinem Buch "Das Selbstwertgefühl. Wesen – Verletzung – Therapie" habe ich darüber geschrieben, warum gerade in Deutschland bis heute das kollektive Selbstwertgefühl durch Selbst- und Fremdentwertung so stark geschwächt ist. Ich habe das mit den autoritären Familien- und Gesellschaftsstrukturen erklärt, die schon in der Wilhelminischen Epoche vor dem Ersten Weltkrieg den Umgang der Menschen miteinander dominierten. Die Entwertung der individuellen Freiheit und Autonomie durch eine kollektive Unterwerfung unter autoritäre Führungen hat despotische Herrschaftsstrukturen möglich gemacht. Die Niederlage im Ersten Weltkrieg führte zu einer weit verbreiteten Depression, auch wirtschaftlich. Sie war nur die Kehrseite eines narzisstischen Größenwahns, der Deutschland in den Krieg geführt hatte. Beides, die Depression und der Allmachtswahn, zeigte den Mangel eines kollektiven Selbstwertgefühls. Der zweite Versuch, dieses Defizit zu kompensieren, führte in die totale Katastrophe des Zweiten

Weltkrieges und des Holocaust. Anstatt über das seelische Desaster zu trauern und Scham und Schuld über die Verführbarkeit zu Größenwahn und den damit verbundenen Verbrechen zu fühlen, wurde wieder zu Kompensationen gegriffen, diesmal in Form des sogenannten "Wirtschaftswunders". Wie sich die dunklen Zeiten der Weimarer Republik, des Nationalsozialismus und der Nachkriegszeit auf die ethischen Normen und das kollektive Selbstwertgefühl der Deutschen auswirkten, haben Psychoanalytiker, Soziologen und Historiker analysiert, zum Beispiel A. Mitscherlich, H. Arendt, Th. W. Adorno, H. U. Wehler, Ch. Meier, F. Stern, S. Haffner, H. E. Richter und N. Frei.

Unter den Folgen der extremen Zerstörung des Selbstwertgefühls, der Selbstachtung und Würde leiden bis heute die Angehörigen der Nachkriegsgenerationen. Der hohe Anteil an depressiven und narzisstischen Erkrankungen in der Bevölkerung (ca. 25 Prozent) wird damit in Zusammenhang gebracht. Mangel und Zerfall von echter Autorität in Familien, Schulen, in der Kirche, der Wirtschaft und vor allem in der Politik sind ebenfalls ein Aspekt eines schwachen kollektiven Selbstwertgefühls. Die frühesten Aufklärungen über die Perversionen von wahrer Autorität durch den Nationalsozialismus leisteten Max Horkheimer, Th. W. Adorno und Hannah Arendt.[126] Dass ein Mangel an Selbstwertgefühl und echter, innerer Autorität zur Kompensation durch ein narzisstisches Größenselbst führt, das durch systematische Entwertung anderer Macht und Kontrolle ausübt, wurde in jüngerer Zeit an Beispielen von sogenannten Führungspersönlichkeiten untersucht.[127] Besonders in der Politik finden wir das Bild hochgradig gestörter narzisstischer Charaktere, denen es an ethisch vorbildlichem Verhalten mangelt. Aber der Mangel einer Kultur der Wertschätzung und Anerkennung ist offenbar fast die Regel, besonders in der Arbeitswelt. Psychologen und Psychotherapeuten wie T. Moser, H. Radebold, G. Baring, A. E. Ustorf, S. Bode und B. Hellinger haben die Zusammenhänge des Mangels an Selbstwertbewusstsein mit dem Nationalsozialismus untersucht. Etwa ein Drittel aller psychosomatischen Leiden der Kriegs- und Nachkriegskindergenerationen sind darauf zurückzuführen. Vor allem Angsterkrankungen und Depressionen fallen dabei auf.

Der Mangel einer Kultur der wertschätzenden Anerkennung des/der anderen erschwert das Leben in vielen Lebensbereichen.[128] Er erschwert das Leben der Arbeitnehmer in den Unternehmen. Er entwürdigt in gänzlich unerträglichem Maße den Umgang mit Asylanten und Menschen anderer Nationalität, mit Jugendlichen und mit alten Menschen. Er untergräbt den politischen Willen, die Grundrechte in diesem Land beherzt zu vertreten, und schließlich ist die apathische Hinnahme zunehmend sozialer Ungleichheit ebenfalls ein Mangel an kollektivem Selbstwertgefühl.

Es gibt verschiedene Ursachen und Ausprägungen eines schwachen und negativ kompensierten Selbstwertgefühls, das wir hier auch manchmal das "falsche Selbst" nennen. Sie beginnen oft in der frühen Kindheit und setzen sich im Erwachsenenleben fort, wo sie, wenn nicht gegengesteuert wird, eine negative kollektive Verhaltensform werden, die, weil normal, nicht weiter auffällt. In den folgenden Ausführungen orientieren wir uns an den sieben Bewusstseinsstufen, die von den sieben Chakren aktiviert werden und die ich zuvor beschrieben habe.

1.) Die schwerste Form der Verletzung des Selbstwertgefühls entsteht durch gewalttätige Übergriffe auf Babys und durch die Vernachlässigung der Bedürfnisse nach Nahrung und Wärme (1. Chakra). Auch emotionale Kälte seitens der Mutter zerstört nachhaltig die Grundlagen für ein stabiles Selbstwertempfinden. Daniel Stern hat in seinen Studien mehrfach nachgewiesen, dass jeder Mensch mit dem Potenzial und dem Bedürfnis für ein integeres Selbstwertgefühl auf die Welt kommt.[129] Ob es sich entfalten kann, hängt von der fördernden und liebevollen Interaktion Baby-Mutter ab.

Zu Beginn des Lebens ist die Erfahrung, dass meine Existenz gewünscht ist, geschützt und umsorgt wird, essenziell. Das früheste Selbstempfinden ist an die physische Sicherheit geknüpft. Wo die bedroht oder attackiert wurde, setzt sich das Elemental in der Person fest "Ich habe kein Recht, da zu sein" oder "Ich bin es nicht wert zu existieren". Auf dem fragilen Untergrund existenzieller Unsicherheit aber entwickelt man nach und nach die kompensatorische Resilienz, alles unter der Frage des Überlebens zu sehen. Dazu gehört der Aufbau von materiellen Besitztümern, die Schutz geben sollen vor einem möglichen Terror von außen. Auch die Überbehütetheit durch die eigene Familie steht unter dem Druck des nicht geheilten Ursprungstraumas. Das paranoide Moment, wieder wie in frühester Kindheit attackiert zu werden, zieht ein Leben in Unfreiheit nach sich.

2.) Das Selbstwertgefühl wird behindert oder untergraben, wenn man unbewusst Angst hat, von dem Menschen, dem man eigentlich vertrauen will, verlassen zu werden, sobald man ein Selbstgefühl oder ein Basisbedürfnis äußert. Zu den Basisbedürfnissen gehört das Bedürfnis nach emotionalem Austausch, auch nach körperlicher Nähe oder nach Geborgenheit. Auch die eigenen primären Gefühle und Empfindungen, wie Freude, Lust, sinnlicher Genuss, aber auch Schmerz und Wut – also alles, was aus dem Bauch kommt –, gehören zu der primären Persönlichkeitsstruktur. Man erlebt tiefe Zufriedenheit, Fülle und Sättigung, wenn sie in vertrauensvoller Basisbeziehung erlebt werden können. Mit der Angst, sie zuzugeben und auszudrücken, geht auch das Misstrauen gegenüber anderen einher, ob man ihnen damit nicht zur Last fällt. Der Ursprung der Störung liegt sehr früh in der Kindheit, noch vor der verbalen Phase, in der Mutter-Kind-Beziehung. Das hat vor allem der Bindungstheoretiker John Bowlby erforscht.[130] Die Wirkungen unsicherer Bindungen werden meistens in engen Partnerbeziehungen als belastend erlebt, weil durch die intime Nähe die Ursprungsverletzungen reaktiviert werden.

Kollektiv tritt das Defizit an Selbstgefühl in Form der Gier nach Konsumgütern materieller wie geistiger Art auf. Der kapitalistische Marktmechanismus nutzt den Mangel an selbsterfüllenden und befriedigenden Primärgefühlen dadurch aus, dass er Substitute anbietet. Nicht sattmachende Ersatzgefühle werden durch Angebote der Unterhaltungs- und der Massenmedien am Kochen gehalten. Dieselbe Funktion hat die Warenwelt mit ihrer Werbung. Sie suggeriert Bedürfnisbefriedigung, bietet aber nur Ersatzbefriedigungen an. Diese Zusammenhänge sind sehr scharf schon in den 70er Jahren von Herbert Marcuse, Th. W. Adorno und Dieter Duhm kritisiert worden.

3.) Weiterhin wird das Potenzial, ein Selbstwertgefühl zu entfalten, dadurch verformt oder verletzt, dass einem Kind in der Phase der Ich-Werdung die Anerkennung und Ermutigung zur Exploration seiner Umwelt außerhalb der engeren Mutter/Eltern-Kind-Beziehung versagt wird (3. Chakra). Das geschieht meistens ab dem 3./4. Lebensjahr. Ab diesem Alter werden in zunehmendem Maße Gleichaltrige wichtig; der eigene Wert wird über soziale Achtung und Anerkennung stabilisiert und erweitert. Es kommt zu Machtkämpfen mit der elterlichen Autorität. Je nach Flexibilität der Eltern geht dieser Kampf gut oder schlecht aus. Sind die Grenzen zu eng, kommt es zu chronischen Rebellionen oder Unterwerfung; sind zu lasch und zu weit, kommt es zu Selbstüberschätzungen der eigenen Fähigkeiten beim Kind. Narzisstische Allmachtsphantasien und unbeherrschte Gefühlsausbrüche (narzisstische Wutanfälle) beim Kind treten auf, wenn Eltern

aus eigenen Selbstwertdefiziten ihren Kindern die Selbst-
führung zumuten, obwohl die dazu noch nicht in der Lage
sind, oder wenn sie das noch schwache Ich des Kindes als
etwas Großartiges aufblähen.

Aus dieser komplexen Gemengelage entstehen sehr fragile
und leicht verletzbare Selbstwertbilder. Kollektiv tauchen
sie in kompensatorischer Form durch den sich stets Autori-
täten unterwerfenden und sich anpassenden Menschen
auf, der dem Elemental folgt: "Ich tue, was man von mir
erwartet." Dazu liefert die deutsche Geschichte genügend
Beispiele. Oder es entwickelt sich die weit verbreitete Vorstellung (Kontroll-Elemental), man müsse durch die ego-
zentrische Großartigkeit über andere immer Kontrolle und
Druck ausüben, um sicher zu sein, nicht selbst unter die
Räder zu kommen. Beide Überzeugungen sind nur die zwei
Seiten derselben Medaille. Macht durch Kontrolle auszu-
üben, indem dem/den anderen keine Autonomie und kein
Friedenswille zugestanden wird, wird von dem Elemental
gelenkt, dass einem eingibt, dass Beziehungen zwischen
Menschen ständig von einem Kampf um Sieg und Niederlage geprägt sind (3. Chakra). Da bleibt wenig Raum für
Humor, Weisheit und wahre Souveränität, für die Wegge-
fährten des Friedens.

4.) "Ich darf nicht lieben, sonst werde ich verletzt" ist ein negatives Kernelemental, das wir schon ansprachen, als es um
das Herz-Chakra ging. Ich habe auch aufgezeigt, wie ein ver-
letztes Herz sich vor weiteren Verletzungen dadurch schützt,
dass es nur noch die romantische, sich nie erfüllende Liebe
sucht oder sich in Pflicht und Arbeit stürzt. Die Ursprungswunde wird aber dadurch nicht geheilt. Die Angst, sich auf
eine tiefere und längere Liebesbeziehung einzulassen, hat zu
dem heutzutage weit verbreiteten Phänomen häufig wech-
selnder Partnerschaften und zu dem Singledasein geführt.

Gleichzeitig hat es noch nie so viele romantische Liebesfilme und Literatur zum Thema Ehe, Liebe und Beziehung gegeben. Psychotherapeuten für Ehe- und Partnerprobleme haben viel zu tun. Unverbindlichkeit in Zweierbeziehungen ist aber kein Ausdruck eines sicheren Selbstwertgefühls, zu dem die Liebesfähigkeit gehört, und kann erst recht nicht dadurch gewonnen werden, dass man Liebe gegen Freiheit ausspielt. Eine seltsame und verwirrende Freiheitsvorstellung ist es, die da kollektiv in Liebesbeziehungen von vielen geglaubt wird. Wenn man in einer Liebesbeziehung machen will, was einem gerade der Trieb, die Laune, eine Idee oder das Bauchgefühl eingibt, dann sieht man immer nur sich selbst; der Schmerz des/der anderen muss im Namen der Freiheit zurückstehen. Man will ja schließlich die Selbstverwirklichung. Übersehen wird: Freiheit ohne Grenzen ist egoistische Willkür. Sie macht schwach. Sie untergräbt Empathie und Fürsorge, die beiden schwesterlichen Eigenschaften tiefer Liebe; denn wenn man liebt, liegt einem das Wohlergehen des/der Geliebten am Herzen. Dieser fürsorgliche Anteil hat zugleich eine Qualität, die das Egoistische zum Altruistischen hin erweitert. Anders ausgedrückt: Das kollektive Elemental von Liebe als Verlust von Freiheit hat den Mangel an Anteilnahme und Fürsorge für andere zur Folge. Es hat auch den Verlust der Selbstliebe zur Folge. Um einer vermeintlichen Freiheit willen wird das Mitgefühl gegenüber dem eigenen Herz geopfert, indem man es dem anderen versagt – und indem man es dem anderen versagt, versagt man es allen anderen.

Das kollektive Unverbindlichkeitselemental, das sich als Freiheit aufplustert, hat aber eine noch viel schlimmere Wirkung: Es ist zutiefst inhuman. Der Verzicht auf Freiheit in einer Liebesbeziehung kann ja nicht heißen, dass wir liebende Zuneigung, auch sexuelle Attraktion zu einer anderen/einem anderen oder sogar mehreren für ewig und immer ausschließen, besonders wenn es uns in einer Beziehung mal nicht so gut geht. Ja, dass wir auch dieser Neigung einmal nachgeben. Zwar können wir ein puristisches Dasein von uns selbst verlangen und uns damit etwas Übermenschliches abverlangen; aber wir können dasselbe nicht vom anderen verlangen. Das wäre in der Tat Freiheitsberaubung und würde die Liebe abtöten. Wer also davon ausgeht, dass Liebe in der Beziehung heißt, diese menschlichen Schwächen leugnen zu müssen oder nicht haben zu dürfen, der hat eine inhumanes Bild von Liebe und Beziehung. Er würde auch nicht die Gabe der Vergebung von Fehlern kennenlernen. Innerhalb der Beziehung kann er sich dem Partner gegenüber zum gnadenlos moralisierenden Puristen aufspielen und die Liebe zerstören; außerhalb als unverbindlich Liebender kann er sich stets als Unschuldiger über andere erheben. Die Liebe ist ein Kind der Freiheit, sagt Amma. Es ist die Freiheit, diese Unvollkommenheiten anzuerkennen, ihnen aber nicht nachzugeben, und, wenn man ihnen doch einmal nachgibt, Reue zu empfinden, sich die Schwäche zu vergeben und die Schuld auf sich zu nehmen und sie nicht dem anderen aufzubürden. Was man sich selbst zugesteht, muss man nolens volens auch dem anderen zugestehen. Anstatt Fehler zu bestrafen, erhält es eine Liebesbeziehung, wenn der andere eine Wiedergutmachung verlangen darf, die dem Übeltäter zum Wohle der Beziehung zumutbar sein muss und weniger schlimm ist als das, was der andere erlitten hat. Liebe und Freiheit bewähren sich erst im Umgang mit den menschlichen Unzulänglichkeiten. Wer keine Verbindlichkeit eingehen will, lernt keine Selbstverantwortung, kein Vergebenkönnen, keine Fürsorge, keinen Umgang mit menschlichen Schwächen. Eigentlich lernt er nichts, sondern er bleibt in seiner Entwicklung stehen.

5.) In den letzten Jahren haben wir in der Öffentlichkeit immer häufiger lesen müssen, dass Politiker und Führungspersonen in der Wirtschaft keine Verantwortung für Fehler übernehmen, die in ihr Ressort oder ihren Tätigkeitsbereich fallen, für den sie satzungsgemäß verantwortlich sind. Wir sind empört, wie sie die Verantwortung auf andere, meistens untergeordnete Stellen oder Personen abschieben, denen sie die Schuld geben. Wir sehen mit an, wie immer seltener nach den wahren Verantwortlichen im Bereich Wirtschaftskriminalität geforscht wird und eine juristische Aufarbeitung und Bestrafung erfolgt. Der ethisch-moralische Grundsatz der Ehrlichkeit und Wahrheit wird weltweit missachtet, nicht nur in Diktaturen. Lüge, Manipulation, Trickserei und Propaganda sind stattdessen das Normale in den meisten politischen Systemen. Wer in ihnen die Wahrheit über Unterdrückung, Folter, Korruption, Naturzerstörung und Wahlfälschungen sagt, muss vielerorts mit Verfolgung, Verhaftung oder Ermordung rechnen.

Umfragen der Shell-Jugendstudien dokumentieren, dass Jugendliche in Deutschland die Ehrlichkeit von Erwachsenen fast an die erste Stelle ihrer Werte setzen. Politik hat bei ihnen das geringste Ansehen, weil Politiker in ihren Augen lügen und die Wahrheit manipulieren. Sie sind schon lange keine Vorbilder für die Jugend mehr. Politiker haben in den Augen vieler Menschen außerdem das negative Image, dass sie ihre Gefühle unterdrücken. Wenn dann mal ein Politiker Gefühle auch öffentlich zulässt, wie zum Beispiel jüngst Präsident Obama seine Trauer über die Toten des Amoklaufs von Newton, wird in der Weltpresse ein großes Aufhebens darum gemacht.

Zu den bereits genannten kollektiven Elementalen des falschen Selbst, die das fehlende Selbstwertbewusstsein kompensieren sollen, tritt nun ein weiteres hinzu: Das ist die Unfähigkeit, Gefühle zu fühlen und sie als Impulsgeber für

Erkenntnis und Handeln zu nutzen. Die Unfähigkeit zu trauern, ist bald nach dem Krieg der Begleiter eines mangelnden Verantwortungsgefühls für die Verbrechen der Nazi-Zeit geworden und hat ein wichtiges Buch gleichnamigen Titels von Alexander Mitscherlich ausgelöst. Durch die Zeiten gilt leider: Lieber viele Worte für Unwichtiges aufwenden, lieber leer schwätzen als schweigen, lieber sich über Nebensächliches aufregen als über die wahren Skandale empören, die unsere Gesellschaft belasten. Das sind einige selbst- und fremdmanipulierende Methoden, sich den schmerzlichen Wahrheiten nicht zu stellen. Und zu dieser Wahrheit gehört auch das Leiden an einem beschädigten Selbstwertgefühl. Man kann sagen: Überall, wo es individuelle und kollektive Illusionen über die eigene und kollektive Wahrheit gibt, besteht die Gefahr, die Wahrheit abzutöten und den falschen Propheten zu folgen.

6.) Kritik kann wehtun, besonders wenn sie nicht auf die Fehler zielt, die man gemacht hat, sondern auf die Person an sich. Kritik an einem Fehler bei gleichzeitiger Wertschätzung der Person – das gelingt nur wenigen und wem es gelingt, den vergisst man ein Leben lang nicht. Denn durch einen solchen Kritiker hat man gelernt, dass man durch einen Fehler im Leben weiterkam, im Kleinen wie im Großen. Wertschätzende Kritik ist konstruktive Kritik; sie öffnet immer eine Tür, um hinzuzulernen und Fehler als Anlass für Weiterentwicklung zu sehen, die nicht nur dabei hilft, eine Sache besser zu machen, sondern das Menschliche im Menschen weiser macht (6. Chakra). Leider herrscht aber das kollektive Elemental einer negativen Kritik in Leistungsgesellschaften und Gesellschaften mit fundamentalistischen Dogmen vor. Man kritisiert stets mit einem Unterton, indem man zwar sagt: "Das ist falsch" - aber durchhören lässt: "Du bist falsch." Die Reaktionen arten dann in Rechthaberei um jeden Preis aus. Die andere, ebenso zerstörerische Reaktion ist der Anspruch an sich selbst und andere, perfekt, fehlerlos zu sein. Am liebsten möchte man schuldlos bleiben, auch wenn man einen Fehler gemacht hat. Da das aber nicht geht, projiziert man die Schuld auf andere oder den anderen. Deshalb ist die schlimmste Folge eines verletzten Selbstwertgefühls das dogmatisch verfestigte Vorurteil. Solche Vorurteile bringen sehr viel Unglück über gesellschaftliche Gruppen und Völker durch Ausgrenzung, Verfolgung oder Mord. Aber dabei ist nicht das Vorurteil an sich der Fehler, sondern das Beharren auf ihm, wenn es längst möglich wäre, ihn einzusehen und zu revidieren. Denn, wir sagten es schon: Das Fehlermachen gibt Raum für geistige und seelische Reifung.

7.) Bis hierher können wir sagen, was das Selbstwertgefühl individuell wie kollektiv mit einschließt:

- die elementare Existenz- und Daseinsberechtigung,
- die Vertrauenswürdigkeit,
- die Selbst- und Fremdachtung,
- die Fürsorge für sich selbst und alle anderen,
- die Wahrheitsliebe und den kreativen Selbstausdruck,
- die Vergebung von Fehlern und das intuitive Wissen.

Was aber ist mit dem Glauben? Wie sieht das Verhältnis zu Gott aus? Wie zu Mutter Erde? Wie steht man zum Tod? Zur Seele? Zum Universum?
Wer kann uns helfen, die spirituellen Werte des Herzens – die selbstlose Liebe zu allen Wesen, das tätige Mitgefühl mit den Notleidenden und die Achtung von Gottes Schöpfung –, die eigentlich unser wahres Wesen ausmachen, von den Verblendungen durch das individuelle Ego zu befreien?

Unsere Zeit ist geprägt von dem Versuch, den Energien des hemmungslosen, egozentrischen Materialismus zu entkommen, dessen drastischste Folge der Klimawandel ist. Wir wissen so viel über die negativen Folgen, wenn sich Menschen von kollektiven, globalen negativen Elementalen verführen lassen. Es gibt ein reiches spirituelles Erbe von Sehern, Heiligen, Philosophen und Mahatmas darüber. Sie lebten und leben uns vor, wie wir unseren Geist aus den Fesseln eines selbstbezogenen Denkens befreien können. Man sagt, dass seit 2003 tausendmal mehr Menschen den Zustand eines Einheitsbewusstseins erreicht haben als in den Zeiten davor. Aber es müssen viel mehr Menschen werden, die das heilige Wissen für sich selbst anwenden. Man sagt, dass ca. 20 Prozent der Menschheit erleuchtet sein müsste, um einen Synergieeffekt zu erzielen, durch den es zu einem globalen Bewusstseinswandel käme, bei dem Handeln und Denken aus nichtegoistischen Motiven der Liebe und aus Mitgefühl an erster Stelle stünden.

Auf den Wegen der spirituellen Suche gab es immer die Gefahren von irreführenden Lehrern und Lehren, den sogenannten "falschen Propheten"; aber weil in unserer Zeit auch die traditionellen religiösen Konfessionen immer weniger Menschen anziehen und überzeugen – obwohl ihre Lehren nach wie vor wahr und gültig sind –, ist die Suche nach wahrhaftiger gelebter Spiritualität und deren Vorbildern schwieriger geworden. Wer nicht das Glück hat, solche wahren spirituellen Lehrer zu treffen wie zum Beispiel Amma, die sich mehrmals dazu geäußert hat, wie man einen solchen Meister erkennt, der sollte auf seinem Weg wenigstens das beherzigen, was D. Anthony und B. Ecker in der "Anthony-Typologie" analysiert haben. Das ist "ein System zur Beurteilung der Aktivitäten spiritueller und dem inneren Wachstum verpflichteter Gruppen".[131] Dieses kritisch-rationale Kriteriensystem ist wissenschaftlich seriös und noch

immer aktuell. Es hilft dem Suchenden zu erkennen, ob es
den Mitgliedern einer spirituellen Bewegung erlaubt ist,
sich "frei und aus rationale Weise mit ihren Lehren zu beschäftigen" und zu prüfen, ob die Schule oder Bewegung
bei allen transpersonalen Erfahrungen noch den "Kontakt
zum Verstand aufrecht" hält.[132] Desgleichen kann man sich
genau das Verhalten der charismatischen Meister anschauen,
um zu erkennen, ob sie frei davon sind, die anfangs beste-
henden Abhängigkeitsbedürfnisse der Anhänger auszubeu-
ten. Dabei hilft die besagte Typologie.

Alle mystischen und transzendentalen Erfahrungen, alle Sinn-
erfahrungen würden lächerlich gemacht werden, wenn sich kollektiv
das Elemental breitmachen würde: "Nach dem Tod des menschlichen Körpers gibt es nur das pure Nichts." Denn da sich
mystische Erfahrungen auf Seinsebenen beziehen, die die physi-
kalisch-mechanistische Realität überschreiten und auch nicht mit
Messtechniken und Messgeräten erfassbar werden, würden nur
jene Realitäten anerkannt werden, die jeder Mensch vom Nordpol
bis zum Südpol hören, ertasten, sehen, schmecken oder riechen
kann – und diese Realität müsste für alle gleich sein. Über ihren
Sinn und ihre Bedeutung dürfte nicht nachgedacht werden. Das
ergäbe eine totalitäre mechanistische Realitätsdefinition, wie sie
schon einmal der Positivismus versucht hat. Auch die Quantenphysik müsste dann als Häresie verurteilt und verachtet werden,
ferner die Philosophie, von der Kunst und den Religionen ganz
zu schweigen.

Dem Menschen den Sinn für Sinnhaftigkeit abzusprechen, haben alle totalitären Systeme der Geschichte versucht – und sie versuchen es immer noch, zum Beispiel durch einen totalitären Ka-
pitalismus.

Die transmaterielle Sinnerfassung geschieht nur über Glau-
benserfahrung. Damit ist hier nicht der religiöse Glaube allein gemeint, sondern ein erweiterter Begriff von Glauben, nämlich die

Evidenz eigener Erfahrungen (und nicht nachgeplapperter) von Bewusstsein, das das dreidimensionale Raum/Zeit-Kontinuum überschreitet. Die Zeugnisse dieser Erfahrungen sind in den heiligen Schriften aller Kulturen niedergelegt und durch alle Zeiten wieder und wieder erfahren worden. Sie sagen, dass wir unsterbliche Seelenwesen und ewige Mitschöpfer Gottes sind und menschliche Moral dort ihren Bezugspunkt hat.

Zum kollektiven Selbstwert gehört das Bewusstsein von einem Sinn des Daseins, der nur im Kontakt mit dem Geist des Mitgefühls beantwortet werden kann. Daher ist das zerstörerischste kollektive Unwertgefühl die Überzeugung von der Sinnlosigkeit des Daseins. Denn ihm fehlt: die Liebe.

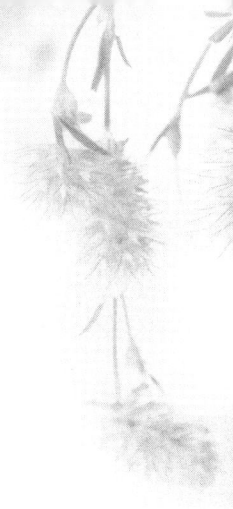

VI.
Wenn viele freier, leichter und lichter würden ...

"Und immer ins Ungebundene gehet eine Sehnsucht." (Hölderlin, Mnemosyne)

Wenn alle negativen Elementale aufgelöst und transformiert wären, würden alle Menschen von den Eingebungen geleitet werden, die aus dem geheimnisvollen, unergründlichen großen Ganzen kommen, dem Paramatman, das jeder in sich trägt. Er würde wissen, fühlen und handeln, was sein wahres Selbst ihm zu Bewusstsein bringt. Befreit von allen Bindungen durch blinde Identifikationen an negative Elementale würde sich in der Gesellschaft das absolut Gute in jedem Individuum in seinen vielfältigsten Formen manifestieren. Das Reich der Vollkommenheit, des *ens perfectissimum*, würde sich ausbreiten, wo materielles, sterbliches Sein zwar wäre, aber regiert würde vom unsterblichen Seelen-Selbst aller Einzelnen.

"Heimat im Licht" nannte Daskalos das eigentliche Reich des Menschen; es ist dort, wo er bei den himmlischen Mächten wohnt und ihnen sich so weit angleicht, dass er ihr Ebenbild ist. In den Sehnsuchtsbildern vom Paradies, dem Garten Eden, dem Himmlischen Jerusalem, dem buddhistischen Tushita, dem Reich Shambhala oder dem Goldenen Zeitalter lebt in dem Menschen eine sozialutopische Hoffnung, dieses Himmelreich auf Erden zu verwirklichen.

Mehrfach haben wir das Wesen des Menschen unterschieden von seinen Verstrickungen in der Welt. Wir haben diese Unterscheidung bei den Mystikern aller Zeiten gefunden. Wir haben sie umkreist in den quantenphysikalischen Betrachtungen. Stets aber bleibt der messianische Raum ein geheimnisvoller Raum.

Er bleibt ein Raum der Freiheit und der Liebe Gottes, wo man Gott sofort verliert, sobald man ihn denkt oder etwas über ihn sagt. Freiheit und Liebe im Menschen sind der Verweis auf jenes göttlich Absolute. Es gibt Hoffnung, dass das Schlimme und Schlechte vergeht und das Gute siegt, weil es Menschen uns vorleben oder vorgelebt haben, so dass die Utopie vom Himmelreich auf Erden kein Hirngespinst ist, sondern ihr wohnt eine machtvolle Verwirklichungskraft inne.

Jesus Christus hat einen "neuen Himmel, eine neue Erde für die Lebendigen gepredigt".[133] Bis dahin hatte noch keiner auf der Erde gewirkt, der absolut gut war. Er hat vorgelebt und gelehrt, dass man gut wird, wenn man den Erniedrigten, den in Armut Gezwungenen aufhilft; wenn man freiwillig bescheiden lebt, wenn man die Kinder schützt und fördert. Denn er hat sehr klar erkannt und gesagt, was und wo der Auslöser des weltlichen Elends ist: Er ist dort, wo weltlich Herrschende den kollektiven "unsauberen Geistern" folgen, als da sind Gier, Gewalt, Egoismus. Er hat auch ihre Propagandisten und falschen Propheten beim Namen genannt. Christi Liebe hat nicht die Augen vor den kollektiven negativen Elementalen verschlossen. Aber die Bergpredigt ist die Vision einer neuen, gerade hereinbrechenden Zeit des aufgehenden Himmelreichs. Sie wirkte durch Christus in seiner Gottgleichheit. Das war das einzigartig Neue im Gegensatz zu allen bisherigen religiösen Utopien.[134]

In unseren Tagen tut das der Mahatma Sri Mata Amritanandamayi Devi. Dieser Avatar (Avatar = Inkarnation des göttlichen Bewusstseins auf Erden) strahlt alle göttlichen Kräfte der reinen, selbstlosen Liebe aus. Er bringt Trost, Frieden und Einheit unter die Menschen, unabhängig von ihrer Rasse, Religions- und Kastenzugehörigkeit, ihres Geschlechts und ihrer sozialen Schicht. Millionen Menschen hat Amma durch die Ausstrahlung ihres Heiligen Geistes inspiriert, sich auf der Erde für Notleidende und Kranke einzusetzen. Dafür hat sie viele bedeutende internationale Anerkennungen erhalten. Sie selbst lebt völlig bescheiden, und sie betont, die Anerkennung gebühre den vielen freiwilligen Helfer in allen Ländern der Erde. Als Devi, göttliche Mutter, ist sie in allen präsent, die sich ihr zuwenden. Einzig aus Spenden und durch die selbstlose Aktivität ihrer "Kinder" ist über die Jahre ein riesiges weltweites Netzwerk universitärer, karitativer, medizinischer und ökologischer Einrichtungen und Projekte entstanden, die unter dem Namen "Embracing the World" (ETW) firmieren. ETW wurde als NGO von der UNO anerkannt mit einem besonderen Beratungsstatus. Wenn man sieht, wie groß und größer der Zustrom von Menschen weltweit wird, die zu Ammas Darshans kommen, den sie in vielen Städten rund um den Globus jedes Jahr gibt, dann ahnt man, wie sehr der Bewusstseinswandel von kollektiven negativen Elementalen zu positiven Elementalen voranschreitet.

Zugenommen hat auch die Anzahl buddhistischer Meditationszentren in Europa und den USA. Buddhas Lehre und seine Ethik werden zusammen mit der Geistesschulung und Meditation vermittelt, so dass die negativen Tendenzen des Menschen wie Gier, Zorn und Ignoranz (Leugnen, dass man eine Buddhanatur ist und dass eine Befreiung von Ego-Identifizierung möglich ist) Schritt für Schritt überwunden werden.

Aber auch in eher säkularem Rahmen macht sich eine heilsame Entwicklung bemerkbar. In Ländern mit demokratischen politischen

Verfassungen und einigermaßen stabilen wirtschaftlichen Verhältnissen sind Netzwerke für ökologische Projekte, alternative Energienutzungen und gemeinschaftliche Lebensformen entstanden. Die deutsche Zeitschrift "Oya" informiert regelmäßig über die weltweite Vernetzung solcher Projekte. Wöchentlich kommen neue hinzu. Tausende von Kindern sind in 193 Ländern dem Vorbild von Felix Finkbeiner gefolgt, der das Projekt "Plant for the Planet" vor sechs Jahren gestartet hat, durch das als Gegengewicht zur Umweltzerstörung bereits 123000 Bäume gepflanzt wurden ("Süddeutsche Zeitung" vom 9./10. März 2013). Große Nichtregierungsorganisationen (NGOs) sind entstanden, die sich für die Durchsetzung der allgemeinen Menschenrechte, für die Rechte von Kindern, für die Pressefreiheit, für den Schutz der Natur und der Tiere, für die Rechte der Frauen, für humane Arbeitsbedingungen in Entwicklungsländern, für eine erschwingliche medizinische Versorgung in ärmeren Ländern, für eine gerechte Vermögensverteilung, für gerechte Terms of Trade, für regenerative Energiegewinnung und so weiter einsetzen.

Alle diese spirituellen, humanitären, sozialen und karitativen Werke sehen, dass die monströsen kollektiven Elementale der maßlosen Gier, der negativen egozentrischen Machtausübung, der feindseligen Rechthaberei und Rache den Menschen terrorisieren, weil er sich mit ihnen identifiziert hat und selbstgerecht meint, das wäre seine wahre Natur, während sie ihn und die Erde zerstören. Sie wollen dagegen an einem globalen Bewusstseinswandel mitwirken, der den Wahrheiten des Menschen zum Sieg verhilft, die aus seinem Herzen kommen und sein wahres Wesen ausmachen: Erleuchtung, Friede, Freude, Liebe, Vernunft, Akzeptanz, Optimismus, Vertrauen und Mut. Wir haben sie in den CORE-Qualitäten der sieben Chakren gefunden.

Die Sehnsucht nach einem Wandel der herrschenden Vorstellungen von Wohlstand und Fortschritt, die ja oft nur die Vorstellungen der Herrschenden sind, ist groß, weil der Preis zu hoch ist:

216

die unvermindert fortschreitende Zerstörung von Mutter Erde, einschließlich ihrer Aura, der Atmosphäre. Ich fand bei den Prophezeiungen der Mayas, die der Forscher Jose Argüelles ausgearbeitet hat, dass die siebte Prophezeiung am besten in Worte fasst, wie eine befreite und glückliche Weltgemeinschaft aussähe. Auch wenn die Validität dieser Prophezeiung umstritten ist: Diese Vision hat eine starke, enthusiasmierende Dichte und Energie und mag deshalb eine Wahrheit sein. Ich zitiere einen Passus:

(...) *"Die Fähigkeit des gegenseitigen Gedankenlesens wird der Gesellschaft einen enormen Fortschritt bringen, Eingrenzungen werden aufgehoben, Lügen werden nicht mehr existieren, denn niemand kann etwas verbergen. Diese Zeit der Durchsichtigkeit und des Lichts kann weder durch Gewalt oder negative Stimmungen beeinflusst werden. Gesetze und externe Überwachungen wie Polizei und Militär werden nicht mehr vorhanden sein, denn jeder ist für seine eigenen Handlungen verantwortlich und es wird nicht mehr notwendig sein, Gesetze und Pflichten aufzuerlegen. Es wird eine Weltregierung geben, die sich aus den Weisesten aller Länder zusammensetzt und harmonisch regieren wird. Grenzen und verschiedene Staatsangehörigkeiten werden nicht mehr existieren, und auch kein Privateigentum mehr. Das Geld als Zahlungsmittel wird nicht mehr nötig sein, neue Technologien für die Handhabung von Licht und Energie wird es geben und damit verwandelt sich auch die Materie, indem alles auf einfache Weise produziert und somit der Armut für immer ein Ende gesetzt wird. Exzellenz und geistige Entwicklung werden das Ergebnis eines harmonischen Zusammenlebens der Menschen sein, die ihre Aktivitäten auf höchstem Niveau ausführen. (...) Mit der Gedankenübertragung wird auch ein Immunsystem geschaffen, dem es möglich sein wird, niedrige,*

*durch Krankheiten erzeugte Schwingungen auszulö-
schen und somit das Leben der Menschen zu verlän-
gern. (...) Der Mensch wird einen 'Milchstraßenfrüh-
ling' erleben, das Aufblühen einer neuen Realität, die
sich auf die Integrierung des Planeten und seinen
Menschen konzentriert. Man wird verstehen, dass wir
fester Bestandteil eines einzigen gigantischen Organismus sind, und dass wir eng mit der Erde und untereinander mit unserer Sonne und er inneren Milchstraße
in Verbindung stehen."*
(Die Prophezeiungen der Mayas. 1. Neuauflage, 2010.
Editorial Dante, Merida/Mexiko)

Ich schließe dieses Buch mit Gedanken, die wir über die
Quellen menschlichen Bewusstseins bei den modernen Wissenschaften kennengelernt haben und die sich mit den Erfahrungen
decken, die in vielen heiligen Schriften in Ost und West niedergeschrieben wurden. Auf dem Weg zu einer erleuchteten Gesellschaft gehen uns neben den großen spirituellen Meistern die
neuen Wissenschaften voraus, wenn sie das Universum als ein in-
teraktives Ganzes von Myriaden Energiefeldern des Unendlichen
auffassen, als ein Potenzial unterschiedlicher Frequenzen, die nur
darauf warten, durch eine Intention Form anzunehmen. Die Transformation aus dem Zustand im "Meer der Möglichkeiten" (Warnke)
zur Aktualität hin bewirkt eine Kraft, die primordial aller Existenz
zugrunde liegt und das Noch-Nicht des Seins in das manifeste
Sein verwandelt.

Ob wir diese Kraft "Gott" oder "Krishna" oder "Allah" oder
die "absolute Seinsheit" oder das "Brahman" nennen, spielt keine
Rolle, solange wir bei der Erfahrung dessen bleiben, wovon im
ganzen Buch stets die Rede war: uns für das hohe Bewusstsein der
göttlichen Liebe in den subtilen Realitätsebenen zu öffnen, so
dass uns die Last, die jahrhundertealte Last von leidvollen Gedan-

ken genommen wird, an die wir viel zu lange geglaubt haben. Dann können wir das erleben, was unsere tiefste Sehnsucht ist, und die Wahrheit der Worte Ammas erkennen: *Glückseligkeit ist unsere wahre Natur, nicht Kummer.*

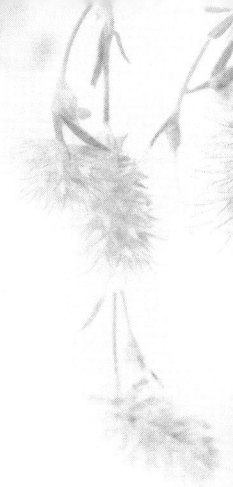

Das Licht, das Selbst und Gott: Gesänge, Gebete, Gedichte

Aus den Upanishaden, Chattanooga-Upanishad, 3,13, Vers 7–8 (in der Übersetzung von Paul Thieme)

"Das Licht nun, das jenseits vom Himmel leuchtet, über allem, über jeglichem, in den allerhöchsten, höchsten Welten – wahrlich, das Licht, das innen im Menschen ist, das ist dieses Licht.

Dieses Licht im Menschen nimmt man wahr, wenn man im Körper durch Berührung Hitze unterscheidet; dieses Licht vernimmt man, wenn man sich die Ohren zuhält und dann etwas wie ein Rauschen, wie ein Brausen wie von flammendem Feuer erlauscht.

Daher verehre man dieses innere Licht als ein wahrnehmbares und vernehmbares."

. • ☉ • .

Chandogya-Upanishad, 3,14, Vers 1–4 (in der Übersetzung von Paul Deussen)

"1. Gewisslich, dieses Weltall ist Brahman; als *Tajjalan* (in ihm werdend, vergehend, atmend) soll man es ehren in der Stille.

Fürwahr, aus Einsicht ist der Mensch gebildet; wie seine Einsicht ist in dieser Welt, danach wird der Mensch, wenn er dahingeschieden ist; darum möge man trachten nach Einsicht.

2. Geist ist sein Stoff, Leben sein Leib, Licht seine Gestalt; sein Ratschluss ist Wahrheit, sein Selbst die Unendlichkeit (wörtlich: der Äther). Allwirkend ist es, allwünschend, allriechend, allschmeckend, das All umfassend, schweigend, unbekümmert;

3. dieser ist meine Seele (*atman*) im inneren Herzen, kleiner als ein Reiskorn oder Gerstenkorn oder Senfkorn oder Hirsekorn oder eines Hirsekornes Kern;

dieser ist meine Seele im inneren Herzen, größer als die Erde, größer als der Luftraum, größer als der Himmel, größer als diese Welten.

4. Der Allwirkende, Allwünschende, Allriechende, Allschmeckende, das Allumfassende, Schweigende, Unbekümmerte, dieser ist meine Seele im inneren Herzen, dieser ist das Brahman; zu ihm werde ich, von hier abscheidend, eingehen. Wem dieses ward, fürwahr, der zweifelt nicht!"

. • ☉ • .

Chandogya-Upanishad, 8,1, Vers 1–6 (in der Übersetzung von Paul Deussen)

"1. (Der Lehrer soll sprechen) Hier in dieser Brahmanstadt (dem Leib) ist ein Haus, eine kleine Lotosblume (das Herz); inwendig darinnen ist ein kleiner Raum; was in dem ist, das soll man erforschen, das wahrlich soll man suchen zu erkennen."

2. Dann werden sie (die Schüler) zu ihm sagen: "Hier in dieser Brahmanstadt ist ein Haus, eine kleine Lotosblume; inwendig darinnen ist ein kleiner Raum; was ist denn dort, was man erforschen soll, was man soll suchen zu erkennen?"

3. Dann soll er sagen: "Wahrlich, so groß dieser Weltraum ist, so groß ist dieser Raum inwendig im Herzen; in ihm sind beide, der Himmel und die Erde, beschlossen; beide, Feuer und Wind, beide, Sonne und Mond, der Blitz und die Sterne und was einer hienieden besitzt und was er nicht besitzt, das alles ist darin beschlossen."

4. Dann werden sie zu ihm sagen: "Wenn alles dies in dieser Brahmanstadt beschlossen ist und alle Wesen und alle Wünsche, wenn sie nun das Alter ereilt oder die Verwesung, was bleibt dann davon übrig?"

5. Dann soll er sagen: "Dieses am Menschen altert mit dem Alter nicht; (...) das ist das Selbst (die Seele), das sündlose; frei von Alter; frei von Tod und frei von Leiden, ohne Hunger und ohne Durst; sein Wünschen ist wahrhaft, wahrhaft sein Ratschluss. (...)

6. (...) Darum, wer von hinnen scheidet, ohne dass er die Seele erkannt hat und jene wahrhaften Wünsche, dem wird zuteil in allen Welten ein Leben in *Unfreiheit*;

wer aber von hinnen scheidet, nachdem er die Seele
erkannt hat und jene wahrhaften Wünsche, dem wird
zuteil in allen Welten ein Leben in *Freiheit*."

. • ⊙ • .

Abdur Rahman Dschami:

Wenn Rosen durch das Herz dir ziehn,
bist du die Rose all,
und wenn's der Sprosser klagend ist,
bist du die Nachtigall.
Du bist ein Teil - die göttliche,
die Wahrheit ist das Ganze:
Bedenkst das All du allemal,
so bist du auch das All.

Wenn Seele sich mit Leib gemischt -
mein Ziel bist du.
Im Leben und im Sterben mein -
mein Ziel bist du.
Wenn ich vergeh - du bist es ja,
der ewig lebt,
und sage ich auch "ich" von mir -
der Sinn ist "du".

. • ⊙ • .

Johann Wolfgang von Goethe:

Wenn im Unendlichen dasselbe
sich wiederholend ewig fließt,
das tausendfältige Gewölbe

sich kräftig ineinander schließt,
strömt Lebenslust aus allen Dingen,
dem kleinsten wie dem größten Stern,
und alles Drängen, alles Ringen
ist ewige Ruh in Gott dem Herrn.

. • ⊙ • .

Daskalos:

Gebet

Absolute unendliche Seinsheit, Gott,
ewiges Leben, Liebe und Gnade.
Du offenbarst dich als die vollkommene Weisheit und
Allmacht.
Erleuchte unseren Geist,
damit wir dich als die Wahrheit verstehen.
Reinige unsere Herzen,
damit wir deine Liebe zu dir
und zu allen anderen Mitmenschen widerspiegeln können.
Amen.

. • ⊙ • .

Anmerkungen

1. Vgl. u. a. P. M. H. Atwater, *Indigo-Kinder*, Stuttgart 2007; Joanne Klink, *Früher, als ich groß war. Reinkarnationserinnerungen von Kindern*, Grafing 1992; Bruce Davis, *Das magische Kind in dir*, Planegg 1986; Melvin Morse und Paul Perry, *Zum Licht. Was wir von den Kindern lernen können, die dem Tod nahe waren*, 3. Aufl., Frankfurt/M. 1993

2. Vgl. Christian Scharfetter, *Der spirituelle Weg und seine Gefahren*, 5. Aufl., Stuttgart und New York 1999; Arnst Büssing und Niko Kohls, *Spiritualität transdisziplinär*, Berlin und Heidelberg 2011

3. Vgl. Mead, G. R. S.: *Die Lehre vom feinstofflichen Körper in den westlichen Traditionen*. Ansata 1991, S. 38

4. Ebd., S. 94

5. Ebd., S. 103

6. Ebd., S. 105

7. Ebd., S. 106

8. Vgl. Bittscheid, Wolfgang: *Geistiges Heilen*. Knaur 2009, S. 31

9. Bingen, Hildegard von: *Wisse die Wege (Scivias)*. Otto Müller 1981, S. 89 f.

10. Riley, M. Kastinger: *Hildegard von Bingen*. Rowohlt 1997, S. 59 f.

11. Ebd.

12. Vgl. Kaiser, Ernst: *Paracelsus*. Rowohlt 1969, S. 120 ff.

13. Gerhard Wehr, *Jakob Böhme*, Reinbek bei Hamburg 1971, S. 54

14. Ebd., S. 55

15. Ebd., S. 62

16. Ebd., S. 63

17. Ebd., S. 78

18. Christian Waldemar, *Jakob Böhme, der schlesische Mystiker*, München 1959, S. 37

19. Vgl. Suzanne Segal, *Kollision mit der Unendlichkeit*, 2. Aufl., Bielefeld 1997, S. 133 ff.

20. Christian Waldemar, München 1959, S. 39

21. Vgl. Daskalos, *Esoterische Lehren*, München 1991

22. Vgl. Daskalos 1991, S. 161 ff.

23. Vgl. ebd., S. 161

24. Ebd., S. 176

25. Vgl. John Pierrakos, *Core Energetik*, Essen 1987; Stephano Sabetti, *Lebensenergie*, Bern, München und Wien 1985; Barbara Brennan, *Licht-Arbeit*, München 1990; David Tansley, *Energiekörper*, München 1985; Wolfgang Bittscheid, *Geistiges Heilen*, München 2009

26. Vgl. Lynne McTaggart, *Das Nullpunkt-Feld*. München 2007, S. 71 ff., 87 ff.

27. Wilhelm Reich, *Charakteranalyse*, 2. Aufl., Berlin und Köln 1970; Alexander Lowen, *Körperausdruck und Persönlichkeit. Grundlagen und Praxis der Bioenergetik*, München 1981

28. Barbara Brennan, München 1990, S. 26

29. Rosalyn Bruyère, *Chakras. Räder des Lichts. Eine Einführung*, Essen 1990

30. Rosalyn Bruyère, *Chakras. Räder des Lichts. Das Wurzelchakra*, Bd. 1, Essen 1991.

31. Vgl. Rosalyn Bruyère, Essen 1991

32. Vgl. C. W. Leadbeater und Annie Besant, *Gedankenformen*, 4. Aufl., Freiburg i. Br. 1987

33. Vgl. Dora von Gelder Kunz, *The Personal Aura*, Wheaton/IL, USA 1991, S. 114

34. Vgl. Dora von Gelder Kunz, Wheaton/IL, USA 1991, S. 114

35. Upanishaden, übertragen und erläutert von Paul Thieme. Stuttgart 1966. Reclam, Nr. 8723

36. *Upanishaden.* Herausgegeben und eingeleitet von Peter Michel. Übersetzung von Paul Deussen, Wiesbaden 2006, S. 29

37. Vgl. Gopi Krishna, *Kundalini. Erweckung der geistigen Kraft im Menschen*, München 2009

38. Vgl. Lee Sannella, *Kundalini – Psychosis or Transcendence?*, San Francisco 1976

39. Vgl. Sri Sankaracarya (Shankara), *Das Kronjuwel der Unterschei-*

dung. Mit Kommentar von Emanuel Meyer, 2. Aufl., Argenbühl 2007

40. Ebd., Vers 97

41. Dilgo Khyentse, *Das Herzjuwel der Erleuchteten,* 4. verbesserte Aufl., Berlin 2002, S. 168

42. Emanuel Meyer, *Kommentar.* In: Sri Sankaracarya (Shankara*), Das Kronjuwel der Unterscheidung,* 2. Aufl., Argenbühl 2007, S. 147

43. Vgl. Ken Wilber, *Integrale Psychologie,* Freiamt 2001

44. Vgl. Barbara Brennan, *Licht-Arbeit,* München 1990

45. Sri Sankaracarya (Shankara*),* Argenbühl 2007, S. 207

46. Emanuel Meyer, Argenbühl 2007, S. 169

47. Jeremy Hayward, *Die Erforschung der Innenwelt,* Frankfurt/M. und Leipzig 1996, S. 114

48. Sri Sankaracarya (Shankara*)* 2007, Vers 269

49. Ebd., Vers 254

50. Vgl. Jyotishman Dam, *Große Meister Indiens,* München 2003

51. Vgl. Rangaswami Parthasarathy, *The God Who Walked on Earth,* New Delhi 1996

52. Vgl. ebd., S. 202

53. Vgl. ebd., S. 91

54. Vgl. ebd., S. 101

55. Ebd., S. 107

56. Vgl. Swami Ramakrishnananda Puri, *Auge der Weisheit,* Kollam/Kerala, Indien 2011, S. 209

57. Vgl. Swami Amritaswarupananda, *Mata Amritanandamayi. Eine Biographie,* Kollam, Kerala, Indien 1989

58. Ebd., S. 93

59. Mata Amritanandamayi, *Awakening Children!* Vol. III, Amritapuri/Kerala, Indien 1992, S. 25 f.

60. Mata Amritanandamayi, *Awakening Children!* Vol. II, Amritapuri/Kerala, Indien 1990, S. 169

61. Mata Amritanandamayi, *Awakening Children!* Vol. I, San Ramon/CA, USA 1989, S. 238

62. Vgl. ebd., S. 176 f.

63. Vgl. Mata Amritanandamayi Center (Hg.), *Lead Us to Purity. A Collection of Sri Mata Amritanandamayi's Teachings,* San Ramon/ CA, USA 2007, S. 100 ff.

64. Vgl. Mata Amritanandamayi, San Ramon/CA, USA 1989, S. 35

65. Vgl. Ramana Maharshi, *Sei, was du bist!* 8. Aufl., Frankfurt/M. 2006

66. Vgl. Harald Walach, *Spiritualität. Warum wir die Aufklärung*

weiterführen müssen. Klein Jasedow 2011, S. 130 f.

67. Ebd., S. 130 f.

68. Vgl. Gopi Krishna, New York 1978

69. Ebd., S. 30

70. Vgl. Lynne McTaggart, München 2007, S. 181 ff.

71. Vgl. Ulrich Warnke, *Quantenphilosophie und Spiritualität,* Berlin und München 2011, S. 82 ff.

72. Vgl. Lynne McTaggart 2007, S. 219 f.

73. Vgl. ebd., S. 233

74. Vgl. Ulrich Warnke, Berlin und München 2011, S. 88

75. Vgl. Lynne McTaggart 2007, S. 272 ff.

76. Vgl. Itzhak Bentov, *Töne-Wellen-Vibrationen. Qualität und Quantität des Bewusstseins,* München 1984, S. 44; Ulrich Warnke 2011, S. 60

77. Vgl. Ervin Laszlo, *Science and the Akashic Field,* Rochester/VT, USA 2004, S. 19

78. Ebd., S. 78

79. Ebd., S. 80 ff.

80. Ulrich Warnke 2001, S. 206

81. Vgl. ebd., S. 60

82. Vgl. ebd., S. 61

83. Vgl. Ervin Laszlo, Rochester/VT, USA 2004; Anton Zeilinger, *Einsteins Spuk. Teleportation und weitere Mysterien der Quantenphysik,* 4. Aufl., München 2007

84. Ulrich Warnke 2011, S. 65

85. Ervin Laszlo 2004, S. 207

86. Ebd., S. 112 ff.

87. Vgl. Lynne McTaggert 2007

88. Vgl. Ulrich Warnke 2011, S. 218

89. Ebd., S. 222

90. Vgl. Anton Zeilinger, *Einsteins Spuk. Teleportation und weitere Mysterien der Quantenphysik,* 4. Aufl., München 2007

91. Itzhak Bentov, München 1984, S. 56

92. Ebd., S. 71

93. Sri Sankaracarya (Shankara) 2007

94. Otto Reps (Hrsg.), *Ohne Worte – Ohne Schweigen. 101 Zen-Geschichten und andere Zen-Texte aus vier Jahrtausenden,* 4. Aufl., Bern, München und Wien 1982, S. 197

95. Vgl. Volker J. Becker, *Gottes geheime Gedanken,* München 2011, S. 174

96. Vgl. Volker J. Becker, München 2011, S. 174 f.

97. Lynne McTaggert 2007, S. 24

98. Vgl. David Tansley, *Energiekör-per*, München 1985

99. Vgl. David Tansley, München 1985; Ajit Mookerjee, *Kundali-ni. The Arousal of the Inner Energy*. London 1982

100. Vgl. Rosalyn Bruyère, Essen 1990

101. Gopi Krishna 1978, S. 30

102. Sogyal Rinpoche, *Das Tibetische Buch vom Leben und Sterben*, Frankfurt/M. 2004, S. 403

103. Vgl. John Pierrakos, *Core Energetik*, Essen 1987, S. 72 ff.

104. Vgl. John Pierrakos, Essen 1987, S. 84 ff.; Barbara Brennan, München 1990, S. 170 ff.

105. Mata Amritanandamayi, *Awakening Children!* Vol. VI, San Ramon/CA, USA 1994, S. 121

106. Ebd., S. 119

107. Vgl. Volker J. Becker 2011, S. 175

108. Vgl. Sogyal Rinpoche, Frankfurt/M. 2004, S. 326 ff.

109. Vgl. Henry Corbin, *The Man of Light in Iranian Sufism*, New Lebanon 1994

110. Annemarie Schimmel, *Mystische Dimensionen des Islam*, Frankfurt/M. 1995, S. 370

111. Ebd..

112. Vgl. Nicholas Demetry und Edwin Clonts, *Erwachende Liebe. Von Daskalos inspirierte neue Wege geistiger Heilung in der heutigen Praxis*, Argenbühl-Eglofstal 2005

113. Daskalos 1991, S. 162

114. Vgl. ebd.

115. Ebd., S. 160

116. Ebd., S. 163

117. Ebd., S. 161

118. Mata Amritanandamayi, *Gespräche mit Amma*, Bd. 2, Interlaken 1995, S. 21

119. Mata Amritanandamayi, *Erwacht, Kinder!* Bd. IX, Indien 2001, S. 58

120. Vgl. Nicholas Demetry und Edwin Clonts, Argenbühl-Eglofstal 2005

121. Joachim Vieregge, *Das Selbstwertgefühl. Wesen – Verletzung – Therapie*, Berlin 2003

122. Vgl. John Pierrakos 1987

123. Vgl. Martin Dornes, *Der kompetente Säugling*, Frankfurt/M. 1993; Martin Dornes, *Die frühe Kindheit. Entwicklungspsychologie der ersten Lebensjahre*, 9. Aufl., Frankfurt/M. 2009.

124. Vgl. Daskalos 1991, S. 93

125. Vgl. Gerald Hüther, *Was wir sind und was wir sein würden*, Frankfurt/M. 2011; Manfred Spitzer, *Vorsicht Bildschirm*, Stuttgart 2005; Manfred Spitzer, *Digitale Demenz. Wie wir uns und unsere Kinder um den Verstand bringen*, München 2012

126. Vgl. Th. W. Adorno, *Studien zum autoritären Charakter*, Frankfurt/M. 1973; Hannah Arendt, *Zwischen Vergangenheit und Zukunft. Übungen im politischen Denken I*, 5. Aufl., München 2012

127. Vgl. Hans-Jürgen Wirth, *Narzissmus und Macht*, Gießen 2002

128. Vgl. Axel Honneth, *Kampf um Anerkennung*, Frankfurt/M. 1992

129. Vgl. Daniel Stern, *Die Lebenserfahrung des Säuglings*, 2. Aufl., Stuttgart 1992; Martin Dornes, *Der kompetente Säugling*, Frankfurt/M. 1993

130. Vgl. John Bowlby, *Bindung. Eine Analyse der Mutter-Kind-Beziehung*, München 1975

131. Vgl. Dick Anthony und Bruce Ecker, "Die Anthony-Typologie. Ein System zur Beurteilung der Aktivitäten spiritueller und dem inneren Wachstum verpflichteter Gruppen", in: Wilber/Ecker/Anthony: *Meister, Gurus, Menschenfänger. Über die Integrität spiritueller Wege*, Frankfurt/M. 1995

132. Vgl. ebd., S. 180

133. Ernst Bloch, *Das Prinzip Hoffnung*, Band 3, Frankfurt/M. 1969, S. 1490

134. Vgl. ebd., S. 1492 f.

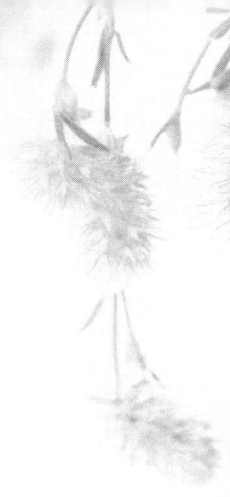

Literaturverzeichnis

Th. W. Adorno, *Studien zum autoritären Charakter*, Frankfurt/M. 1973.

Swami Amritaswarupananda, *Mata Amritanandamayi. Eine Biographie.* Aus dem Englischen von Marion Zerbst, Kollam, Kerala, Indien 1989.

Dick Anthony und Bruce Ecker, "Die Anthony-Typologie. Ein System zur Beurteilung der Aktivitäten spiritueller und dem inneren Wachstum verpflichteter Gruppen", in: Wilber/Ecker/Anthony: *Meister, Gurus, Menschenfänger*, a. a. O. S. 197–270.

Hannah Arendt, *Zwischen Vergangenheit und Zukunft. Übungen im politischen Denken I*, 5. Aufl., München 2012.

P. M. H. Atwater, *Indigo-Kinder.* Aus dem Amerikanischen von Anja Brandl, Stuttgart 2007.

Volker J. Becker, *Gottes geheime Gedanken,* München 2011.

Itzhak Bentov, *Töne-Wellen-Vibrationen. Qualität und Quantität des Bewusstseins.* Aus dem Englischen von Werner Nowotny, München 1984.

Hildegard v. Bingen, *Wisse die Wege (Scivias),* 7. Aufl., Salzburg 1981.

Wolfgang Bittscheid, *Geistiges Heilen*, München 2009.

John Bowlby, *Bindung. Eine Analyse der Mutter-Kind-Beziehung.* Aus dem Englischen von Gertrud Mander, München 1975.

Ernst Bloch, *Das Prinzip Hoffnung*, Band 3, Frankfurt/M. 1969.

Barbara Brennan, *Licht-Arbeit.* Aus dem Amerikanischen von Gabriele Kuby, München 1990.

Rosalyn Bruyère, *Chakras. Räder des Lichts. Eine Einführung.* Aus dem Amerikanischen von Hildegard Höhr und Theo Kierdorf, Essen 1990.

Rosalyn Bruyère, *Chakras. Räder des Lichts. Das Wurzelchakra,* Bd. 1. Aus dem Amerikanischen von Hildegard Höhr und Theo Kierdorf, Essen 1991.

Arnst Büssing und Niko Kohls, *Spiritualität transdisziplinär*, Berlin und Heidelberg 2011.

Henry Corbin, *The Man of Light in Iranian Sufism,* New Lebanon 1994.

Jyotishman Dam, *Große Meister Indiens*, München 2003.

Daskalos, *Esoterische Lehren*, München 1991.

Bruce Davis, *Das magische Kind in dir.* Aus dem Amerikanischen von Anna-Christine Raßmann, Planegg 1986.

Nicholas Demetry und Edwin Clonts, *Erwachende Liebe. Von Daskalos inspirierte neue Wege geistiger Heilung in der heutigen Praxis*, Argenbühl-Eglofstal 2005.

Martin Dornes, *Der kompetente Säugling*, Frankfurt/M. 1993.

Martin Dornes, *Die frühe Kindheit. Entwicklungspsychologie der ersten Lebensjahre,* 9. Aufl., Frankfurt/M. 2009.

Betty Eadie, *Licht am Ende des Lebens.* Aus dem Amerikanischen von Marie-Therese Hartogs und Ursula Rahn-Huber, München 1994.

Dora von Gelder Kunz, *The Personal Aura,* Wheaton/IL, USA 1991.

Tobin Hart, *The Secret Spiritual World of Children*, Novato/CAL, USA 2003.

Jeremy Hayward, *Die Erforschung der Innenwelt.* Aus dem Amerikanischen von Jochen Eggert, Frankfurt/M. und Leipzig 1996.

Axel Honneth, *Kampf um Anerkennung,* Frankfurt/M. 1992.

Gerald Hüther, *Biologie der Angst,* Göttingen 2005.

Gerald Hüther, *Was wir sind und was wir sein würden*, Frankfurt/M. 2011.

Ernst Kaiser, *Paracelsus,* Reinbek bei Hamburg 1969.

Sudhir Kakar, *Schamanen, Mystiker und Ärzte. Wie die Inder die Seele heilen*. Aus dem Englischen von Dr. Holger Fliessbach, München 2006.

Dilgo Khyentse, *Das Herzjuwel der Erleuchteten*. Aus dem Amerikanischen von Sabine von Minden und Corinna Chung, 4. verbesserte Aufl., Berlin 2002.

Joanne Klink, *Früher, als ich groß war. Reinkarnationserinnerungen von Kindern*. Aus dem Holländischen von Jacques Suijkerbuijk, Grafing 1992.

Gopi Krishna, *The Real Nature of Mystical Experience*, New York 1978.

Gopi Krishna, *Kundalini. Erweckung der geistigen Kraft im Menschen*. Aus dem Englischen von Sinai R. B. Pleyer und Ursula von Mangoldt, München 2009.

Ervin Laszlo, *Science and the Akashic Field,* Rochester/VT, USA 2004.

C. W. Leadbeater und Annie Besant, *Gedankenformen*, 4. Aufl., Freiburg i. Br. 1987.

C. W. Leadbeater, *Die Chakren,* Freiburg i. Br. 1965.

C. W. Leadbeater, *Der sichtbare und der unsichtbare Mensch*, Grafing 2004.

Alexander Lowen, *Körperausdruck und Persönlichkeit. Grundlagen und Praxis der Bioenergetik*, München 1981.

Lynne McTaggart, *Das Nullpunkt-Feld*. Aus dem Englischen von Gisela Kretzschmar, 2. Aufl., München 2007.

Mata Amritanandamayi Center (Hg.), *Lead Us to Purity. A Collection of Sri Mata Amritanandamayi's Teachings*, San Ramon/ CA, USA 2007.

Mata Amritanandamayi, *Awakening Children!* Vol. III, Amritapuri/Kerala, Indien 1992.

Mata Amritanandamayi, *Awakening Children!* Vol. II, Amritapuri/Kerala, Indien 1990.

Mata Amritanandamayi, *Awakening Children!* Vol. I, San Ramon/CA, USA 1989.

Mata Amritanandamayi, *Awakening Children!* Vol. VI, San Ramon/CA, USA 1994.

Mata Amritanandamayi, *Gespräche mit Amma*, Bd. 2. Aus dem Englischen von Reinhold Schein, Interlaken 1995.

Mata Amritanandamayi, *Erwacht, Kinder!* Bd. IX. Übertragung ins Deutsche von Klaus-Peter Geiger, Amritapuri/Kerala, Indien 2001.

G. R. S. Mead, *Die Lehre vom feinstofflichen Körper in den westlichen Traditionen*. Aus dem Englischen von Dr. Ernst R. Waelti, Interlaken 1991.

Mellen, *Thomas-Benedicts Nahtod Erfahrung*. One Spirit Magazin 2003. http://www.mellen-thomas.com/

Emanuel Meyer, *Kommentar zu:* Sri Shankaracarya, a. a. O.

Peter Michel, *Einleitung zu den Upanishaden*. Siehe unter: *Upanishaden*.

Ajit Mookerjee, *Kundalini. The Arousal of the Inner Energy*. London 1982.

Melvin Morse und Paul Perry, *Zum Licht. Was wir von den Kindern lernen können, die dem Tod nahe waren*, 3. Aufl. Aus dem Amerikanischen von Anette Gabriel-Reinecke, Frankfurt/M. 1993.

Carolin Myss, *Chakren. Die sieben Zentren von Kraft und Heilung*. Aus dem Amerikanischen von Tatjana Kruse, München 2000.

Rangaswami Parthasarathy, *The God Who Walked on Earth*, New Delhi 1996.

John Pierrakos, *Core Energetik*. Aus dem Amerikanischen von Theo Kierdorf, Essen 1987.

Ramana Maharshi, *Sei, was du bist!* Aus dem Englischen von Kurt Friedrichs, 8. Aufl., Frankfurt/M. 2006.

Swami Ramakrishnananda Puri, *Auge der Weisheit*, Kollam/Kerala, Indien 2011.

Wilhelm Reich, *Charakteranalyse*, 2. Aufl., Berlin und Köln 1970.

Otto Reps (Hrsg.), *Ohne Worte – Ohne Schweigen. 101 Zen-Geschichten und andere Zen-Texte aus vier Jahrtausenden*, 4. Aufl., Bern, München und Wien 1982.

Helene M. Kastinger Riley, *Hildegard von Bingen,* Reinbek bei Hamburg 1997.

Stephano Sabetti, *Lebensenergie,* Bern, München und Wien 1985.

Lee Sannella, *Kundalini – Psychosis or Transcendence?,* San Francisco 1976.

Christian Scharfetter, *Der spirituelle Weg und seine Gefahren,* 5. Aufl., Stuttgart und New York 1999.

Annemarie Schimmel, *Mystische Dimensionen des Islam,* Frankfurt/M. 1995.

Suzanne Segal, *Kollision mit der Unendlichkeit,* 2. Aufl., Bielefeld 1997.

Sogyal Rinpoche, *Das Tibetische Buch vom Leben und Sterben.* Aus dem Englischen von Thomas Geist und Karin Behrendt, Frankfurt/M. 2004.

Manfred Spitzer, *Vorsicht Bildschirm,* Stuttgart 2005.

Manfred Spitzer, *Digitale Demenz. Wie wir uns und unsere Kinder um den Verstand bringen,* München 2012.

Sri Sankaracarya (Shankara*), Das Kronjuwel der Unterscheidung.* Mit Kommentar von Emanuel Meyer, 2. Aufl., Argenbühl 2007.

Daniel Stern, *Die Lebenserfahrung des Säuglings,* 2. Aufl., Stuttgart 1992.

David Tansley, *Energiekörper.* Aus dem Englischen von Michael Sauerbrei, München 1985.

Upanishaden. Herausgegeben und eingeleitet von Peter Michel. Übersetzung von Paul Deussen, Wiesbaden 2006.

Joachim Vieregge, *Das Selbstwertgefühl. Wesen – Verletzung – Therapie,* Berlin 2003.

Joachim Vieregge, *Metaglück. Glück jenseits und diesseits von Glück,* München 2011.

Harald Walach, *Spiritualität. Warum wir die Aufklärung weiterführen müssen.* Klein Jasedow 2011.

Christian Waldemar, *Jakob Böhme, der schlesische Mystiker,* München 1959.

Ulrich Warnke, *Quantenphilosophie und Spiritualität,* Berlin und München 2011.

Hans-Jürgen Wirth, *Narzissmus und Macht,* Gießen 2002.

Gerhard Wehr, *Jakob Böhme,* Reinbek bei Hamburg 1971.

Ken Wilber, Das Spektrum des Bewusstseins und Wege der Schulung des Geistes, in: Wilber/Ecker/Anthony, *Meister, Gurus, Menschenfänger,* a. a. O., S. 165–196

Ken Wilber, Bruce Ecker und Dick Anthony, *Meister, Gurus, Menschenfänger. Über die Integrität spiritueller Wege.* Aus dem Amerikanischen von Theo Kierdorf und Hildegard Höhr, Frankfurt/M. 1995.

Ken Wilber, *Integrale Psychologie.* Aus dem Amerikanischen von Peter Brandenburg, Freiamt 2001.

Anton Zeilinger, *Einsteins Spuk. Teleportation und weitere Mysterien der Quantenphysik,* 4. Aufl., München 2007.

Musik für die Transformation der Elementale:

Peter Kater: *essence.* Earth Sea Records

Peter Kater: *compassion.* Earth Sea Records

Peter Kater: *Air.* Real Music

Peter Kater: *Fire.* Real Music

Aeoliah: *Angels of Healing.* Vol. 1. Oreade Music

Aeoliah: *Angel Love.* Oreade Music

Mike Rowland: *Within the Light.* Oreade Music

Dewa Che: *Dechen Shak-Dagsay.* Polyglobe Music

Japan – Shakuhachi and Koto. Sunset France

Sandelan: *Spiritual Healing.* Aquamarin Silenzio

Sandelan: *Cosmic Consciousness.* Tenspolde

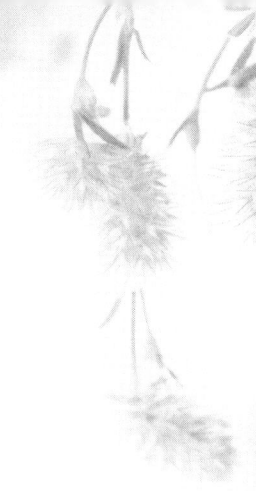

Über den Autor

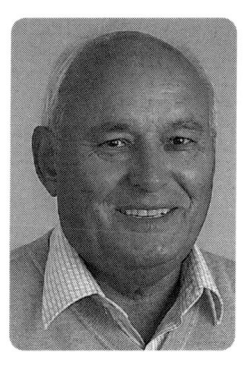

Joachim Vieregge, geboren 1939 in Berlin, übte von 1969 bis 2012 mit Unterbrechungen das Höhere Lehramt an Gymnasien in den Fächern Deutsch, Politische Bildung und Geographie aus. Seit 1984 betreibt er in München außerdem eine Praxis als Heilpraktiker mit dem Schwerpunkt neoreichianischer Körperpsychotherapie (Core Energetics) und Systemaufstellungen. Daneben arbeitete er zehn Jahre an einer psychiatrischen Reha-Klinik. Die European Association of Psychotherapy (EAP) hat ihm das European Certificate of Psychotherapy (ECP) verliehen. Sein Interesse gilt der Weiterentwicklung der Psychotherapie, um die psychospirituellen Muster im feinstofflichen Körper zu verstehen und für die Heilung zu nutzen. Vorträge und Seminare führten in die USA, nach Brasilien und in europäische Länder. Er ist seit 1986 Seminarleiter am Odenwald-Institut Waldmichelbach und Dozent an der Münchner Volkshochschule. Neben Fachaufsätzen hat er die Bücher "Das Selbstwertgefühl. Wesen – Verletzung – Therapie" (Berlin 2003) und "Metaglück" (München 2011) veröffentlicht.

www.jovieregge.eu

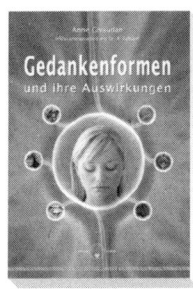

208 Seiten, mit 8 farbigen
Seiten, broschiert
ISBN 978-3-89845-237-3
€ [D] 14,90

Anne Givaudan & Dr. med. Antoine Achram

Gedankenformen und ihre Auswirkungen

Eines der revolutionärsten Bücher zum Thema Gedankenkraft!
Die Autorin macht eindringlich klar, wie eine Gedankenform
funktioniert, wie sie entsteht und wie sie wirkt, insbesondere
aber, wie wir ihren Einfluss auf uns mindern können.
Gedankenformen können uns ersticken oder uns dynamisie-
ren – sie erkennen und sich ihrer Rolle bewusst zu werden, das
ist der erste Schritt zu einer wahren »Transformation«; diesen
Schritt nun erleichtert dieses Buch mit seinen umfassenden
und doch verständlichen Erläuterungen.

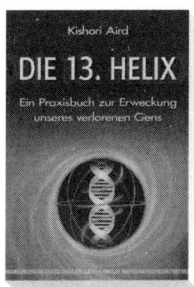

328 Seiten, broschiert
ISBN 978-3-89845-290-8
€ [D] 18,90

Kishori Aird

Die 13. Helix
Ein Praxisbuch zur Erweckung unseres verlorenen Gens

Wenn Sie bisher geglaubt haben, die Möglichkeit, den genetischen Code zu beeinflussen, wäre allein der Wissenschaft vorbehalten, dann irren Sie sich ... Wussten Sie, dass die DNA über
ein schwingendes, elektromagnetisches Feld verfügt, das auf
unsere Gedanken und Gefühle reagiert? Oder dass die DNA
nicht nur zwei, sondern vielmehr 13 Stränge aufweist, die alle
aktiviert und genutzt werden können?
Sie lernen, wie Sie selbst Ihren genetischen Code so verändern
können, dass Sie lang ersehnte Ziele wie Gesundheit, Jugend-
lichkeit, innere Balance oder auch Selbstvertrauen mühelos
erreichen.

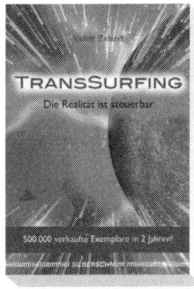

232 Seiten, broschiert
ISBN 978-3-89845-154-3
€ [D] 14,90

Vadim Zeland

Transsurfing
Realität ist steuerbar

Dieses Buch löste in Russland eine wahre Revolution aus. Die
Realität ist steuerbar! Wir alle glauben, wir seien abhängig von
den äußeren Umständen – dabei ist es genau umgekehrt! Ihre
innere Wirklichkeit kreiert die äußere Realität. So erfüllen sich
Wünsche, Träume verwirklichen sich ...
Transsurfing ist eine mächtige Technologie zur Realitätssteue-
rung. Alle, die sich mit Transsurfing beschäftigen, erleben eine
Überraschung, die an Begeisterung grenzt. Die Umgebung
eines Transsurfers verändert sich beinahe augenblicklich auf
eine unbegreifliche Weise.
Das hat nichts mit Mystik zu tun. Das ist real.

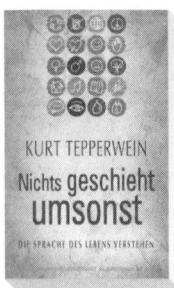

176 Seiten, broschiert
ISBN 978-3-89845-412-4
€ [D] 12,65

Kurt Tepperwein

Nichts geschieht umsonst

Die Sprache des Lebens verstehen

Alles, was uns begegnet, und alles, was uns widerfährt, sind Botschaften des Lebens, die uns etwas Wichtiges mitzuteilen haben. Das Leben spricht ständig zu uns, allerdings müssen wir die Sprache des Lebens erst erlernen. Wenn Sie diese Sprache beherrschen, ist es Ihnen sogar möglich, die Botschaften des Lebens gezielt abzufragen. Sie können alle Erfahrungen und die verschiedensten Arten von Hinweisen optimal für sich nutzen, um ein erfolgreiches, erfülltes und gesundes Leben zu führen. Ein Buch, das sich mit allen Alltagsthemen auseinandersetzt und keine Fragen offenlässt.

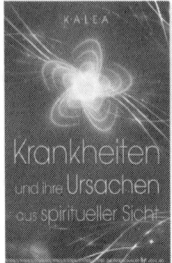

304 Seiten, broschiert
ISBN 978-3-89845-451-3
€ [D] 16,95

Kalea

Krankheiten und ihre Ursachen aus spiritueller Sicht

Krankheit ist ein Spiegel der Seele, sie hat ihren Ursprung in uns selbst und zeigt, dass etwas in unserem Leben nicht richtig läuft. Die Heilerin Kalea geleitet uns zu einem tiefen Verständnis der Krankheit, indem sie uns vermittelt, was die geistige Welt dazu sagt. Ihre Channelings zu den 80 häufigsten Krankheitsbildern, zu deren Ursachen sowie zu den Heilungsansätzen bieten uns einen einzigartigen Kontakt zu unserer eigenen, heilenden Seele.

Kalea zeigt praktische Lösungsansätze, die wahren Ursachen unserer Krankheit und geleitet uns zur Heilung unserer Seele und unseres Körpers.

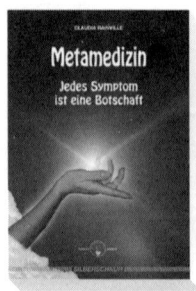

498 Seiten, broschiert
ISBN 978-3-89845-196-3
€ [D] 24,90

Claudia Rainville

Metamedizin

Jedes Symptom ist eine Botschaft

Warum bin ich krank? – Dieser Frage geht die Autorin in diesem umfangreich dokumentierten Buch nach und kommt zu dem einfachen, aber weitreichenden Schluss, dass die Symptome einer Krankheit als Botschaften des Körpers zu verstehen sind. Dank der vielen Fallbeispiele aus ihrer über zwanzigjährigen Forschungs- und Therapiearbeit liest sich dieses Buch wie eine spannende Dokumentation zum Thema Gesundheit.

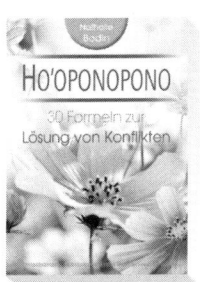

152 Seiten, mit Abbildungen,
4-fbg., Klappenbroschur
ISBN 978-3-89845-437-7
€ [D] 14,95

Nathalie Bodin

Ho'oponopono

30 Formeln zur Lösung von Konflikten

Entdecken Sie Ho'oponopono ganz praktisch für Ihren Alltag.
Nathalie Bodin konzentriert sich auf das Wesentliche im ha-
waiianischen Vergebungsritual: Die Lösung von Konflikten, wie
dies in seinen historischen Anfängen der Fall war. Sie hat das
ursprüngliche Ritual wiederaufgegriffen und an das moderne
westliche Leben angepasst. Sie bringt uns Ho'oponopono nahe,
indem sie uns an 30 alltäglichen Situationen zeigt, wie wir Konflikte erfolgreich mit der Energie des Verzeihens und des Reini-
gens auflösen können.
Entdecken Sie die Weisheit des Ho'oponopono, die auf jeden
Konflikt auch in Ihrem Leben anwendbar ist!

52 Karten, mit Begleit-CD und
40 Seiten Begleitheft, in Box
EAN 4260075280295
€ [D] 19,95

Dr. med. Michael Buthke

Heile dich selbst mit deinem Seelencode

Praxis-Set mit 52 Karten und CD

Dieses Kartenset ist ein Wörterbuch deiner Seele. Es macht dir
die oft ungehörten Botschaften deiner Seele zugänglich und übersetzt sie in sogenannte Gehirncodes – prägnante Leitsätze, die
dir bewusst und unbewusst helfen, dein Leben in eine neue Richtung zu lenken.
Mit diesem Kartenset aktivierst du stärkende Energien in dir. Du
kannst es überall und in jeder Lebenslage nutzen, um einen Ge-
nesungsprozess seelisch zu unterstützen, dein emotionales Gleich-
gewicht wiederherzustellen, Orientierung zu finden, Entscheidungen zu treffen oder dein persönliches Wachstum zu fördern.

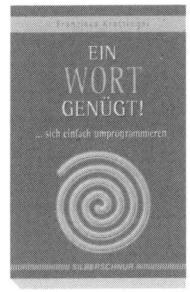

168 Seiten, Klappenbr.
ISBN 978-3-89845-152-9
€ [D] 10,90

Franziska Krattinger

Ein Wort genügt!

... sich einfach umprogrammieren

Schalten Sie einfach um! – Manchmal genügt ein einziges
Wort, um verborgene Haltungen ans Licht zu bringen oder Einstellungen zu ändern. Dabei gibt es spezielle Worte, die gleich-
sam eine magische Wirkung haben, da sie die Schlüssel zu
unserem Unterbewusstsein sind: Schaltworte.
Schalten Sie einfach um – und beobachten Sie die Veränderungen in Ihrem täglichen Leben, ohne dass Sie bewusst daran denken oder eine Vorstellung der Lösung haben müssen. Nutzen
Sie die Kraft, eine Situation augenblicklich im besten und idealen Sinn zu verändern.

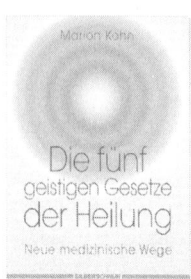

272 Seiten, Klappenbr.
ISBN 978-3-89845-293-9
€ [D] 16,90

Marion Kohn

Die fünf geistigen Gesetze der Heilung

Neue medizinische Wege

Möchten Sie wissen, warum man überhaupt »krank« wird? Möchten Sie wissen, warum man mit Krebs oder einer anderen Erkrankung reagiert, wenn man unerwartet aus der Balance gerät? Möchten Sie wissen, wie man wieder gesund werden kann, und brauchen Sie hierfür Unterstützung? Die fünf geistigen Gesetze weisen Ihnen den Weg zu einem neuen Verständnis von Medizin.
Gönnen Sie sich Gesundheit und ein glückliches, harmonisches Leben.

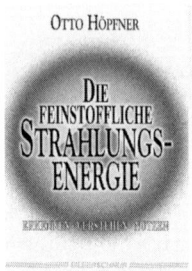

136 Seiten, broschiert
ISBN 978-3-931652-43-2
€ [D] 12,90

Otto Höpfner

Die feinstoffliche Strahlungsenergie

Erkennen, verstehen, nutzen

Der Ingenieur Otto Höpfner erklärt die physikalischen Hintergründe der feinstofflichen Energien und gibt Hinweise, wie man sich diese für seine Gesundheit und sein Wohlbefinden nutzbar machen kann. Dabei zeigt er völlig neue Therapien auf. Dies geschieht in ausgesprochen fundierter Weise.
Das Buch ist für Laien wie für heilerisch Tätige gleichermaßen interessant. Ein Buch voller neuer Erkenntnisse.

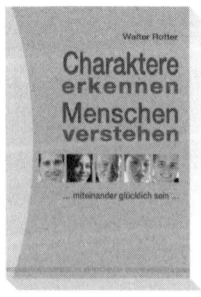

464 Seiten, broschiert
ISBN 978-3-89845-112-3
€ [D] 19,90

Walter Rotter

Charaktere erkennen – Menschen verstehen

... miteinander glücklich sein

Eine echte Sensation! Nach über drei Jahrzehnten intensiver Studien und beratender Tätigkeit ist Walter Rotter – allein auf der Grundlage des Geburtsdatums und der Geburtsstunde – in der Lage, den Charakter jedes Menschen zu erfassen, den Zugang zu diesem zu finden und ihn im Herzen zu berühren. Mit Hilfe dieses Buches wird nun auch Ihnen der Zugang zu vielen Menschen erleichtert werden. Lassen Sie sich überraschen von der Vielfältigkeit dieser wunderbaren Grundcharaktere, lernen Sie, sie zu verstehen – und Sie werden ein erstaunliches Feedback erhalten ...

Weiterführende Informationen zu
Büchern, Autoren und den Aktivitäten
des Silberschnur Verlages erhalten Sie unter:
www.silberschnur.de

Natürlich können Sie uns auch gerne den
Antwort-Coupon aus dem beiliegenden
Lesezeichenflyer zusenden.

Ihr Interesse wird belohnt!